認知症の人が パッと笑顔になる言葉かけ

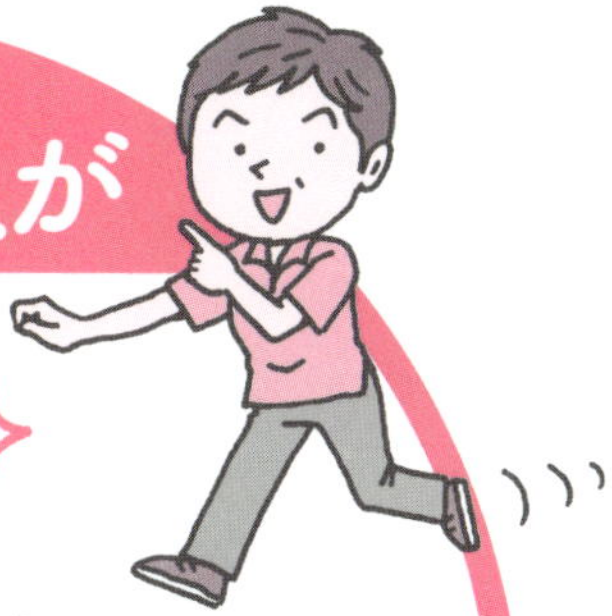

右馬埜節子 Setsuko Umano
中野区地域連携型認知症疾患医療センター
専門相談員

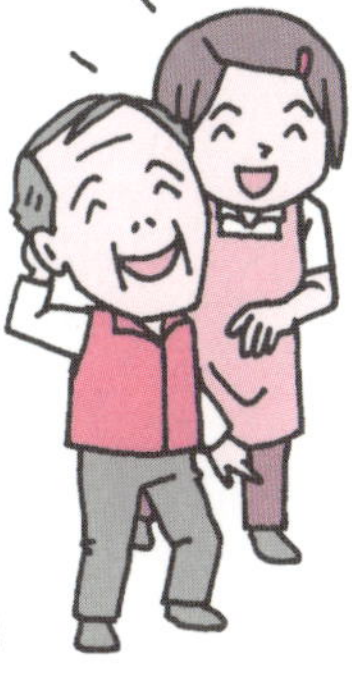

介護Library
講談社

あなたは歳をとってから
AとBどちらの世界で
生きたいですか?
さあ、ページをめくってみてください。

A

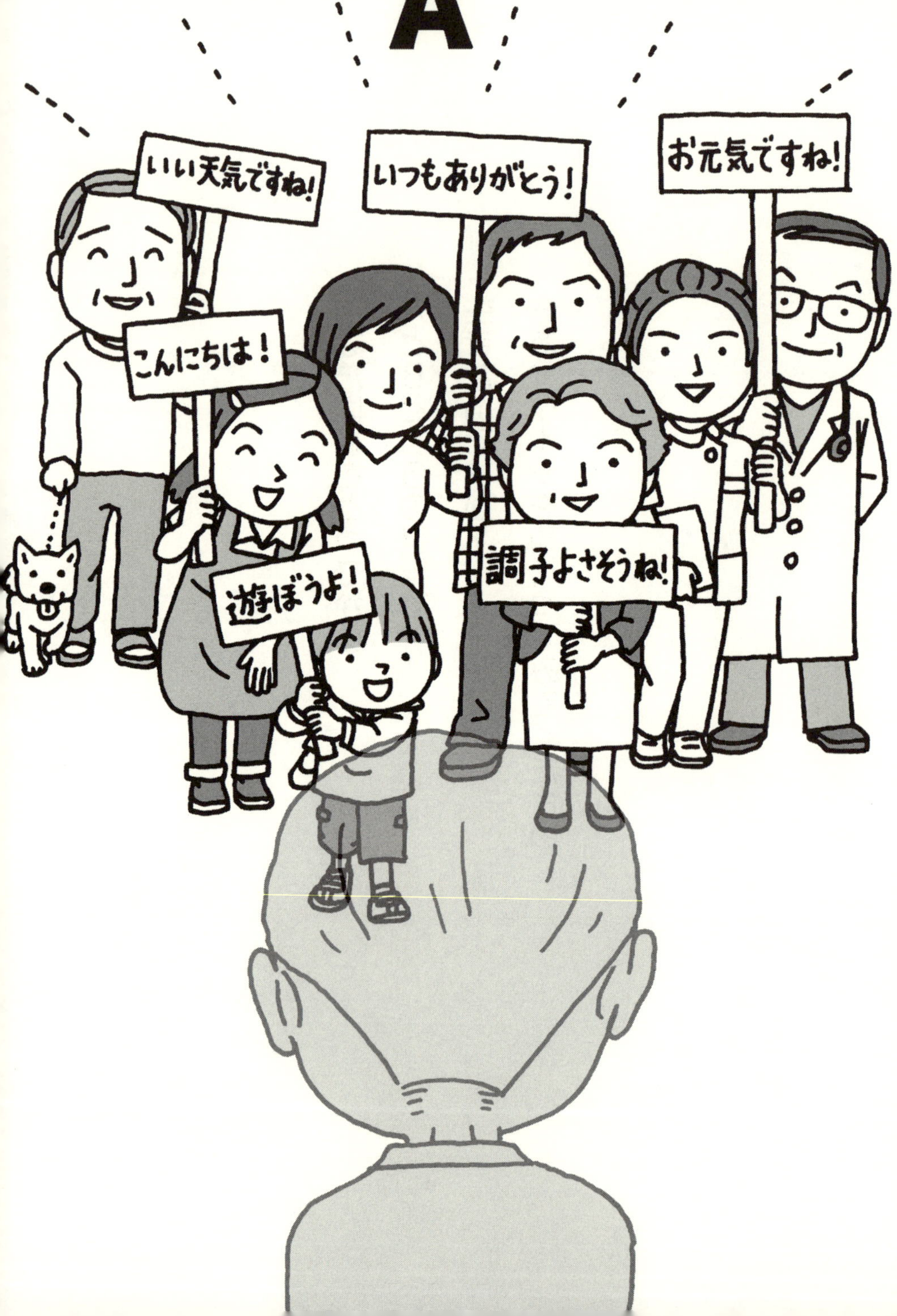
いい天気ですね！
いつもありがとう！
お元気ですね！
こんにちは！
調子よさそうね！
遊ぼうよ！

B

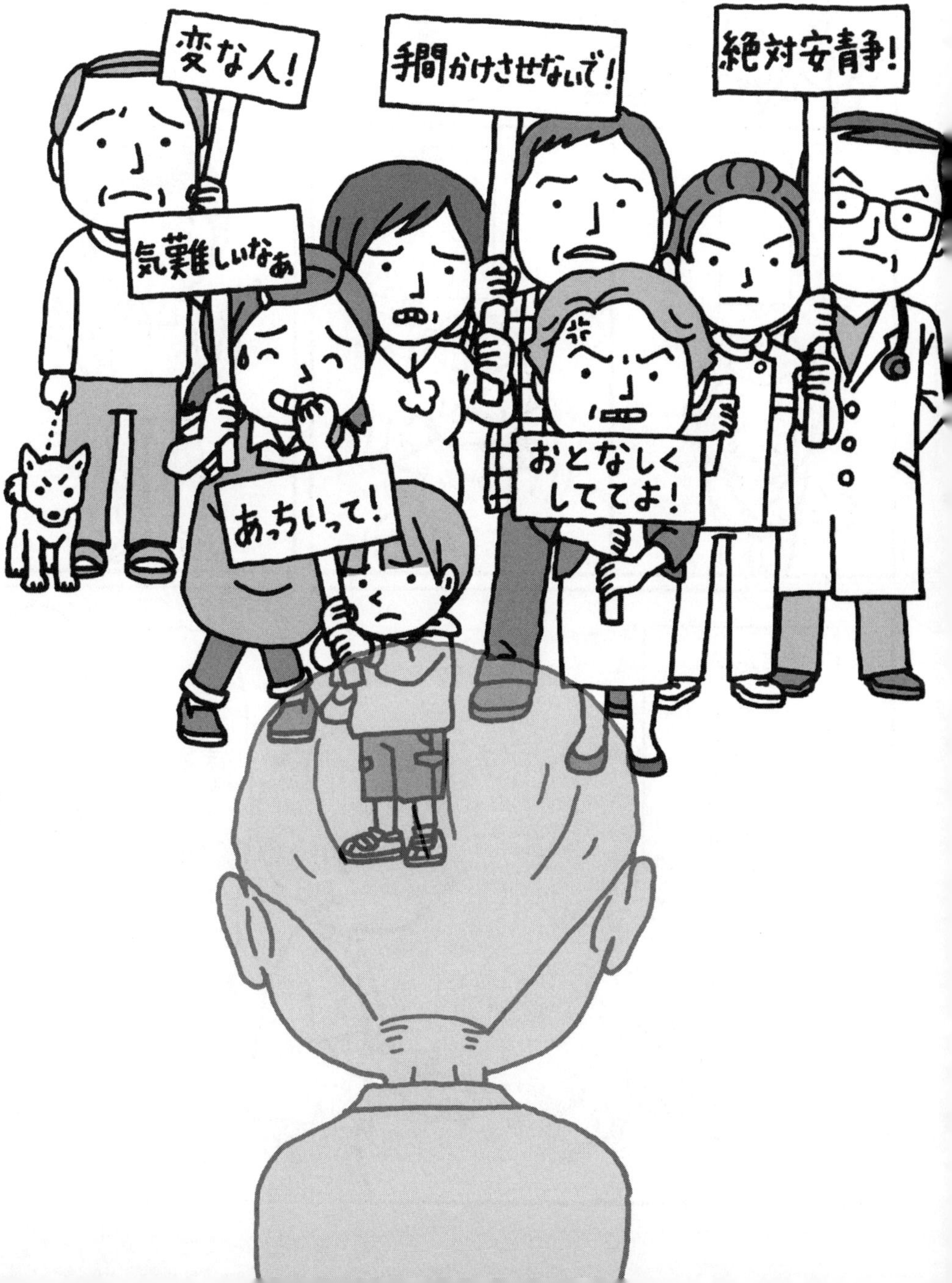

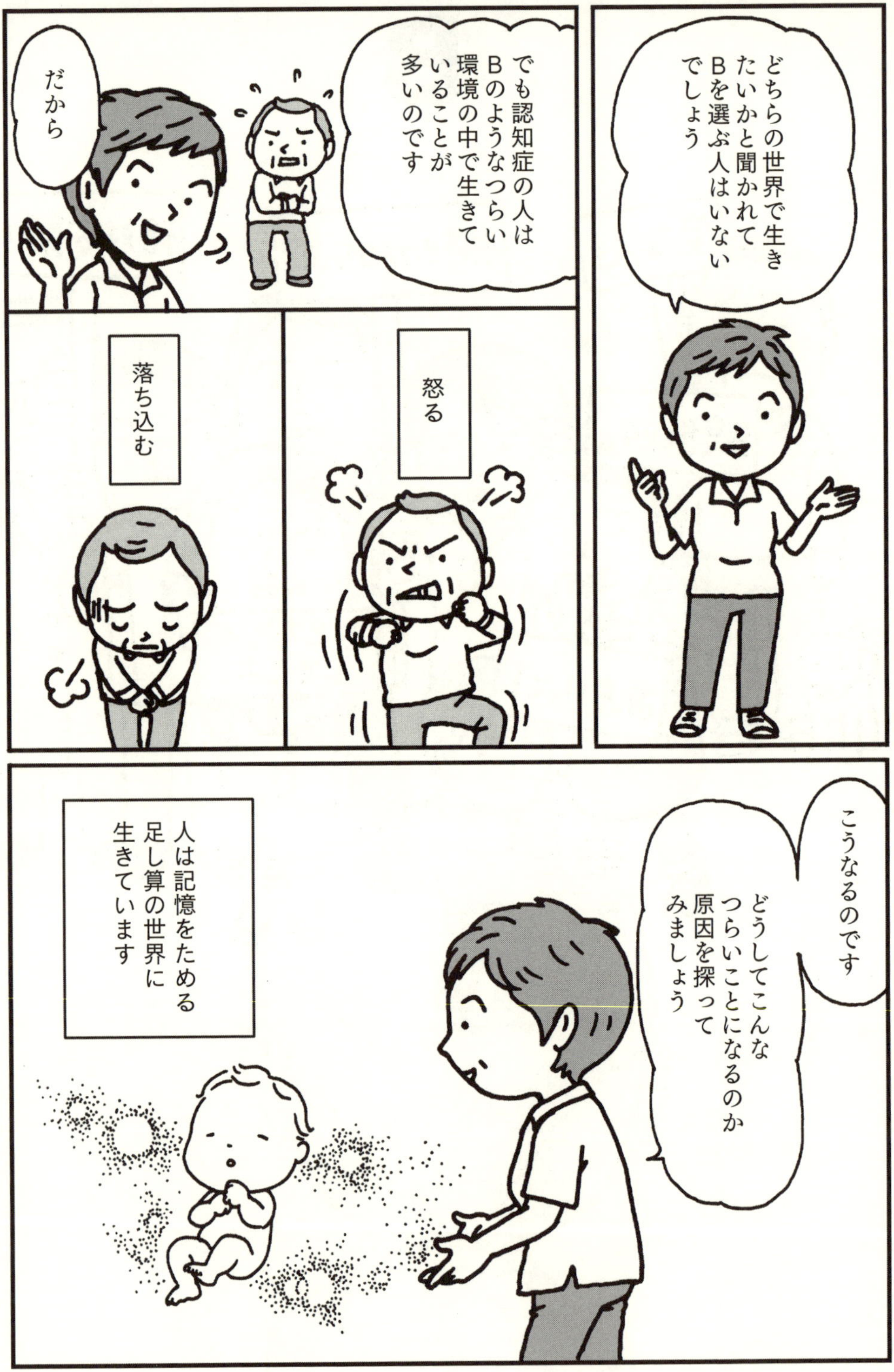

どちらの世界で生きたいかと聞かれてBを選ぶ人はいないでしょう
でも認知症の人はBのようなつらい環境の中で生きていることが多いのです
だから
怒る
落ち込む
こうなるのです
どうしてこんなつらいことになるのか原因を探ってみましょう
人は記憶をためる足し算の世界に生きています

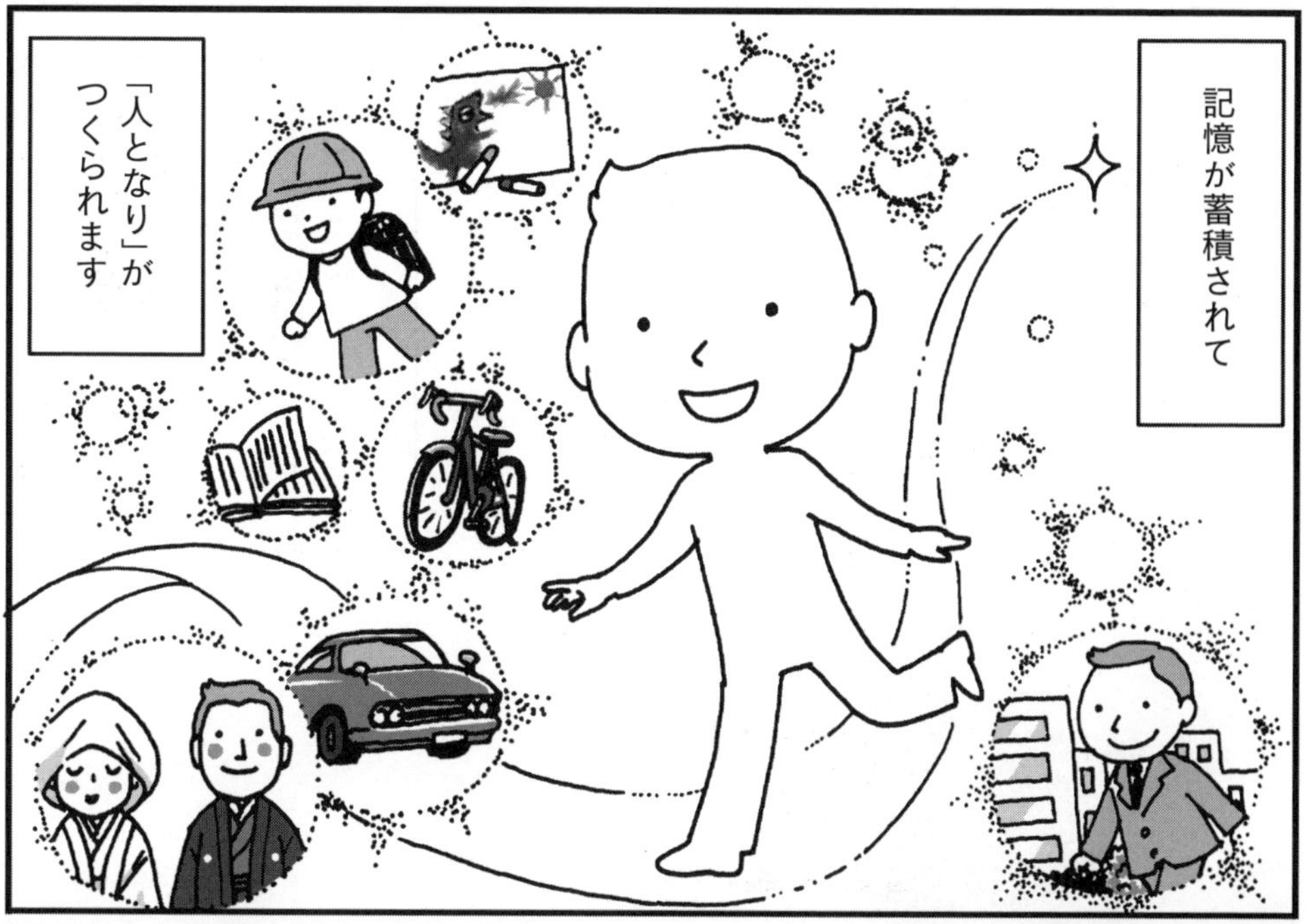

記憶が蓄積されて
「人となり」がつくられます

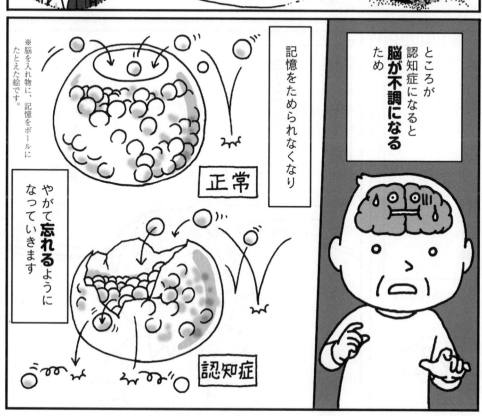

ところが認知症になると**脳が不調になる**ため
記憶をためられなくなり
正常
認知症
やがて**忘れる**ようになっていきます
※脳を入れ物に、記憶をボールにたとえた絵です。

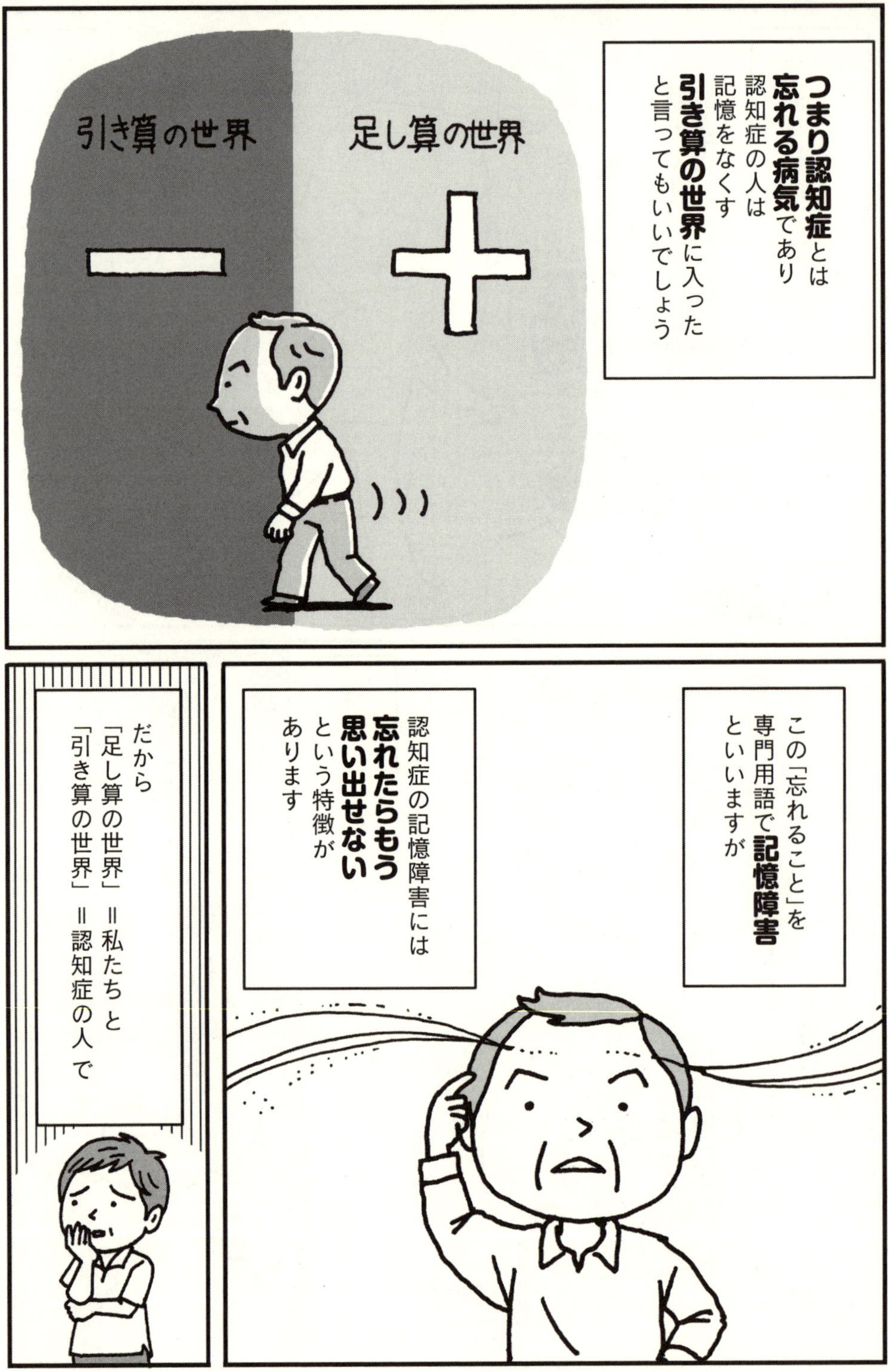
つまり認知症とは
忘れる病気であり
認知症の人は
記憶をなくす
引き算の世界に入った
と言ってもいいでしょう
足し算の世界
引き算の世界
この「忘れること」を
専門用語で記憶障害
といいますが
認知症の記憶障害には
忘れたらもう
思い出せない
という特徴が
あります
だから
「足し算の世界」＝私たちと
「引き算の世界」＝認知症の人で

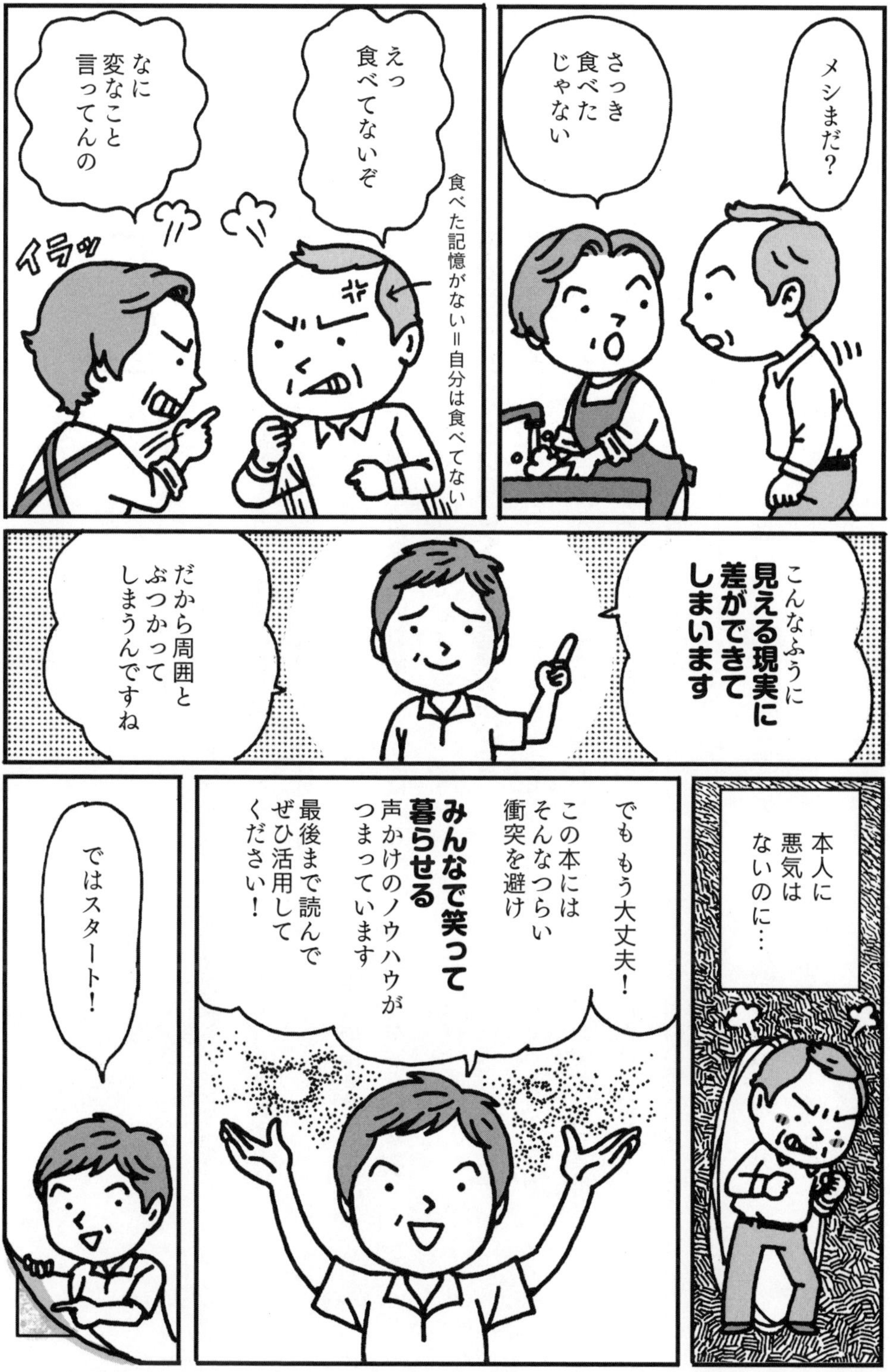

メシまだ？
さっき食べたじゃない
えっ 食べてないぞ
食べた記憶がない＝自分は食べてない
なに変なこと言ってんの
イラッ
こんなふうに見える現実に差ができてしまいます
だから周囲とぶつかってしまうんですね
本人に悪気はないのに…
でも もう大丈夫！ この本にはそんなつらい衝突を避けみんなで笑って暮らせる声かけのノウハウがつまっています 最後まで読んでぜひ活用してください！
ではスタート！

まえがき

認知症の人は、自分の見ている現実と一致しない反応が周囲から返ってくると、「否定された」と思って混乱してしまいます。結果、周囲とかみ合わなかったり、衝突したりする機会が増えますが、これが認知症の人の「不安材料」となります。

この不安材料を上手に「安心材料」に変えてあげること。それが、本人の困りごとを解決し、家族の悩みを解消する最もいい方法です。では、どうやったら不安を安心に変えられるのでしょう？　いろいろあるでしょうが、

不安を忘れるくらい嬉しくなる言葉をかける

という方法がひとつ挙げられます。言葉で喜んでもらえれば、すべてが丸くおさまるのです。本書で扱うのは、そんな〝認知症の人が嬉しくなる言葉〟のかけ方です。具体的には「頼られている」「自分にはできることがある」と感じてもらえる声かけ・接し方をすればいいわけですが、本書ではそれらを整理して3つの「感」にまとめ、勘所ならぬ「感所《かんどころ》」として紹介していきます。

さらに、「喜ばせる言葉が思いつかない！」という方のために、私がお勧めする「引き算」の考え方もあわせて解説します。「引き算」とは、正しい理屈や価値観をいったん脇に

置き、認知症の人の現実に合わせた接し方をすることです。うまく「引き算する」ことができれば、認知症の人にかけてあげられる言葉はパッと豊富になるでしょう。

前著『認知症の人がスッと落ち着く言葉かけ』で私は、「認知症の人が納得して穏やかになる言葉かけ」を解説しました。今回私が紹介するのは、本人が穏やかになるだけでなく、本人も家族も、そして介護職も、「みんなが笑顔で過ごせるようになる言葉かけ」です。目の前の人が喜ぶのを見て、自分も嬉しくなった――そんな経験、あなたにもありませんか？　認知症の人が喜べば、周囲の人も嬉しくなります。毎日の生活も快適なものになります。認知症の人に関わっている全員に、明るさが伝わっていくのです。本書ではそんな、「明るさの輪がみんなに広がる」声かけや接し方の技術をお伝えします。

本文では、私がこれまでに出会ったさまざまなお年寄りのエピソードを記していますが、プライバシーに配慮して名前はすべて仮名とし、趣旨を損なわない範囲で改変しました。また、介護を仕事とする人にも、介護に携わる家族にも役立てていただきたいという気持ちから、両方を指す用語として「介護者」という言葉を使います。

私の提案するケアの方法は、すべて認知症のお年寄りに学ばせていただいたことです。私に〝学び〟の機会をくださった利用者のみなさんに感謝し、役に立つ知恵ができるだけ短く・わかりやすく、そして興味深く伝わるよう祈りつつ、筆を進めたいと思います。

目次

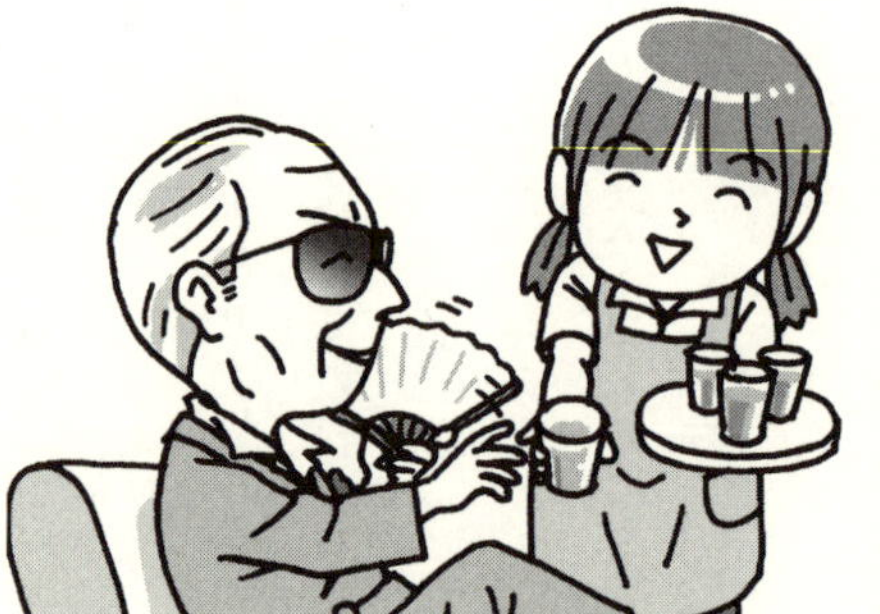

第2章

認知症の人がニコニコになる言葉かけ……41

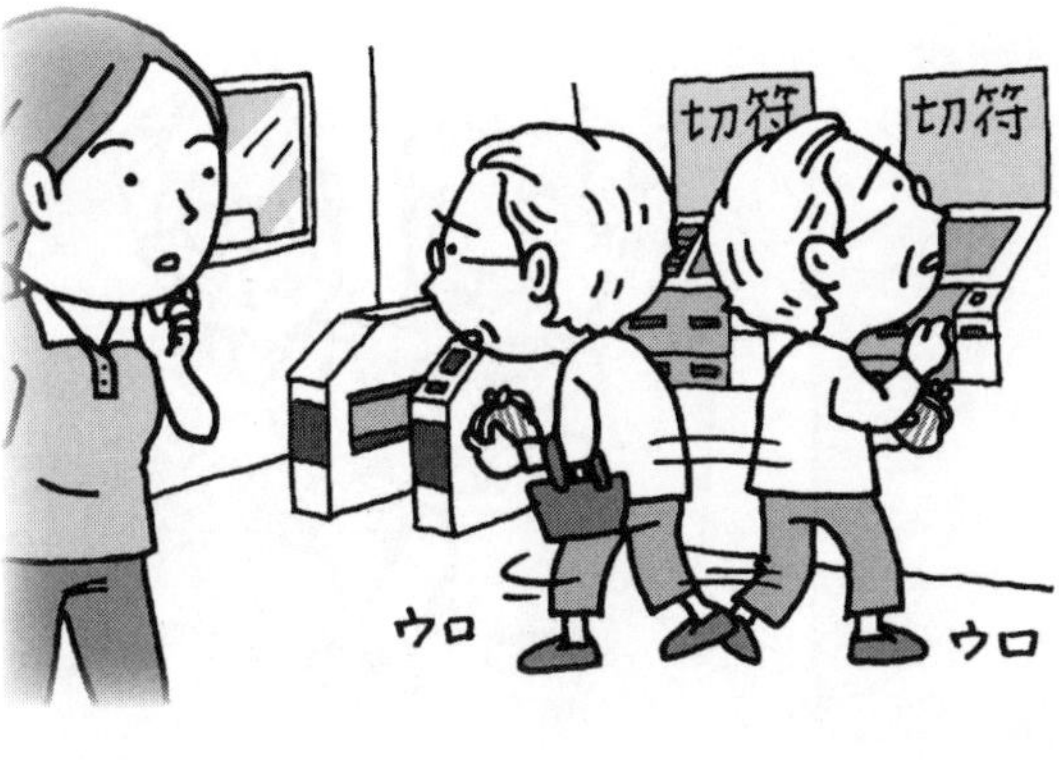

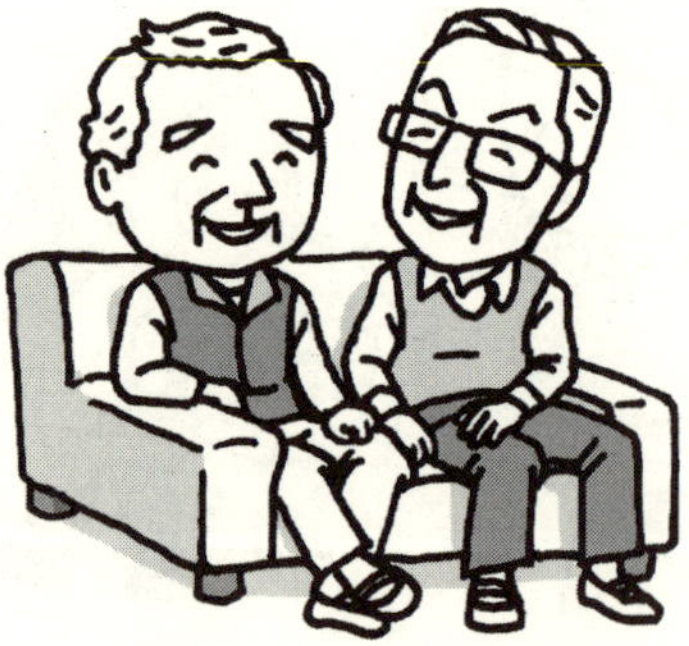

第4章 認知症の人がニコニコになる「言葉かけ事例集」……119

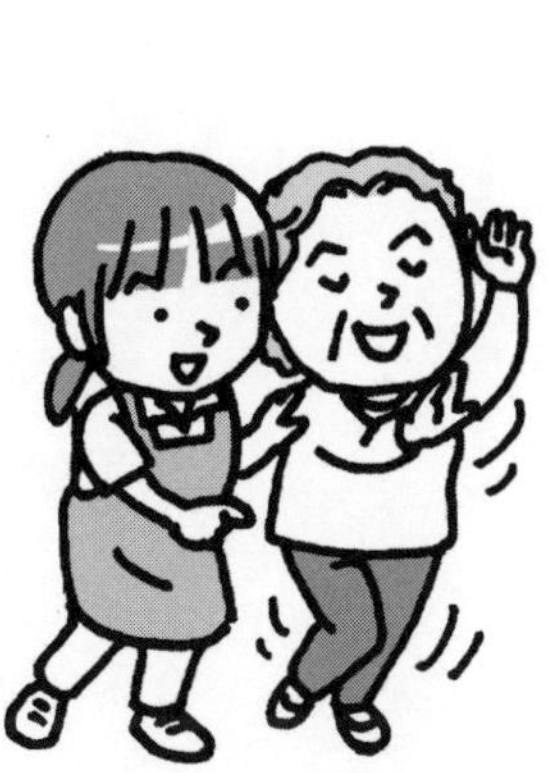

「特別感」でケアを継続……135

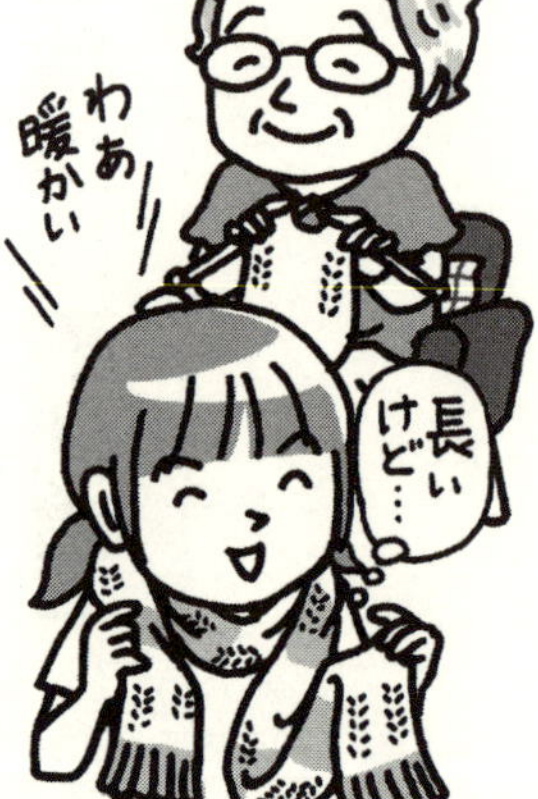

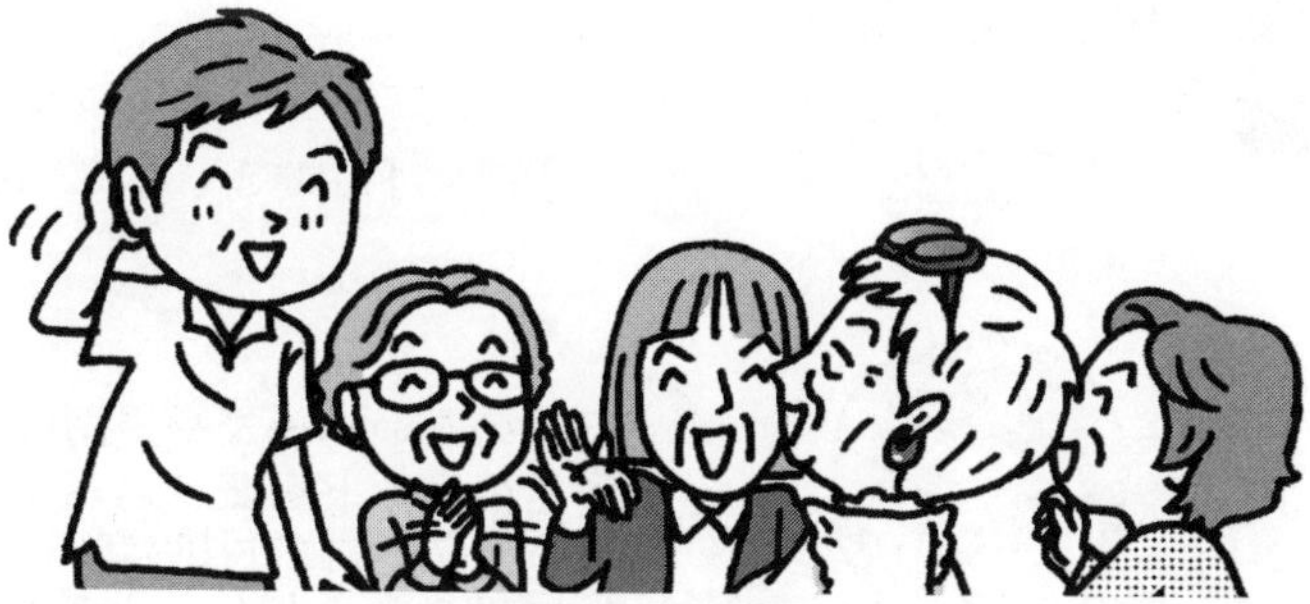

事例索引

文章およびコラムで紹介する事例を探しやすくしました！
下記の記号があるページを開いてみてください

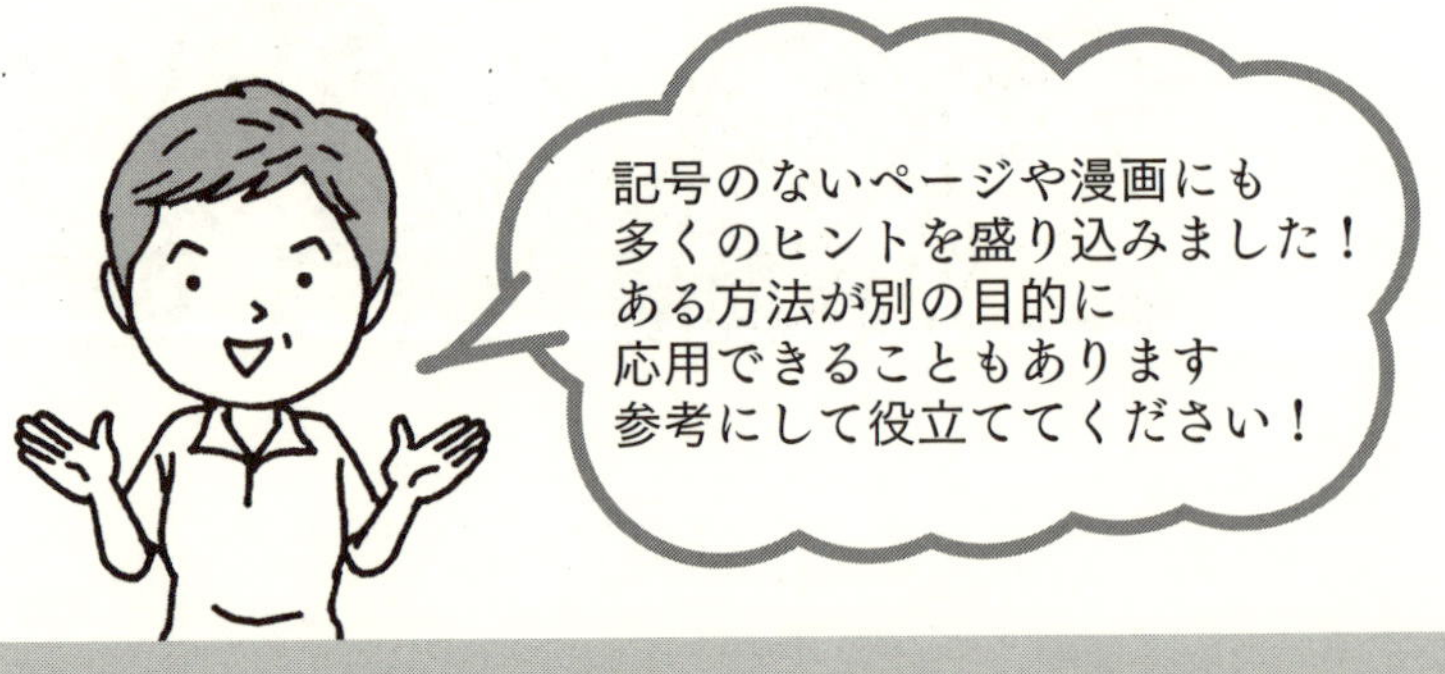

記号のないページや漫画にも
多くのヒントを盛り込みました！
ある方法が別の目的に
応用できることもあります
参考にして役立ててください！

第1章

認知症の人の気持ちを理解する
――「不安」なんだと考えましょう

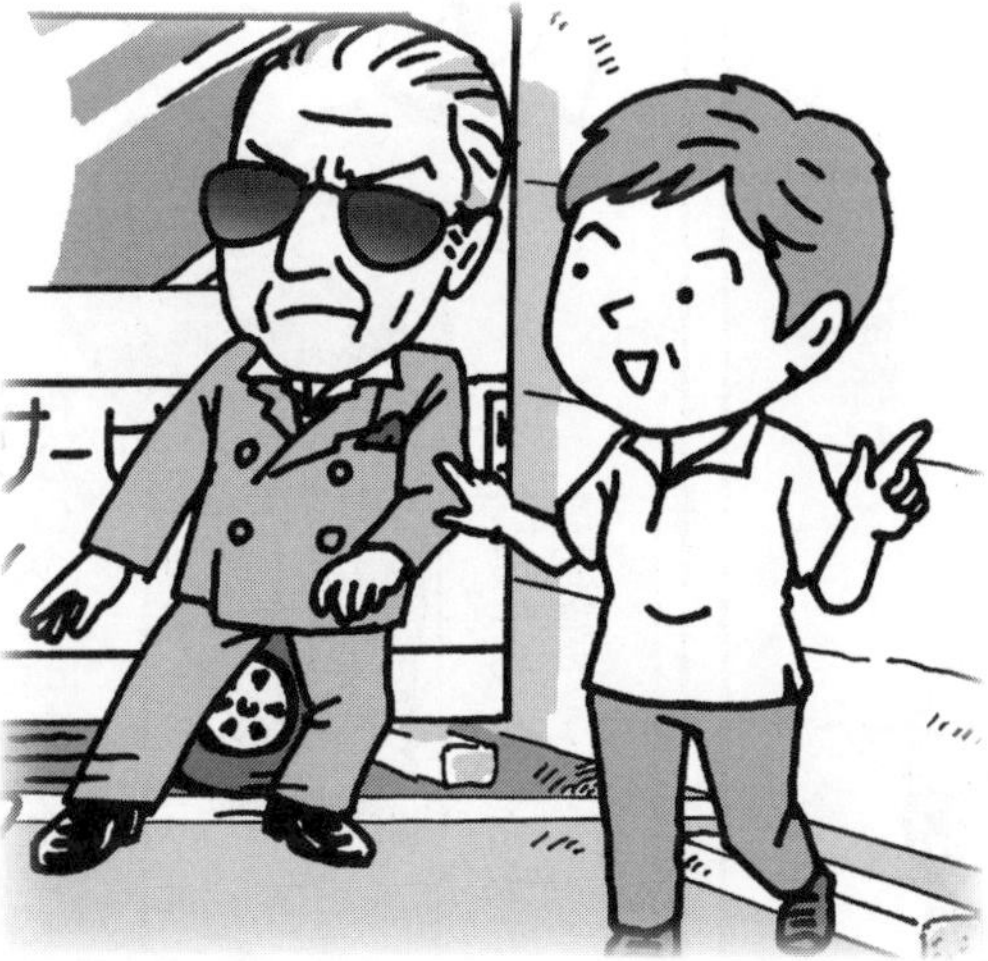

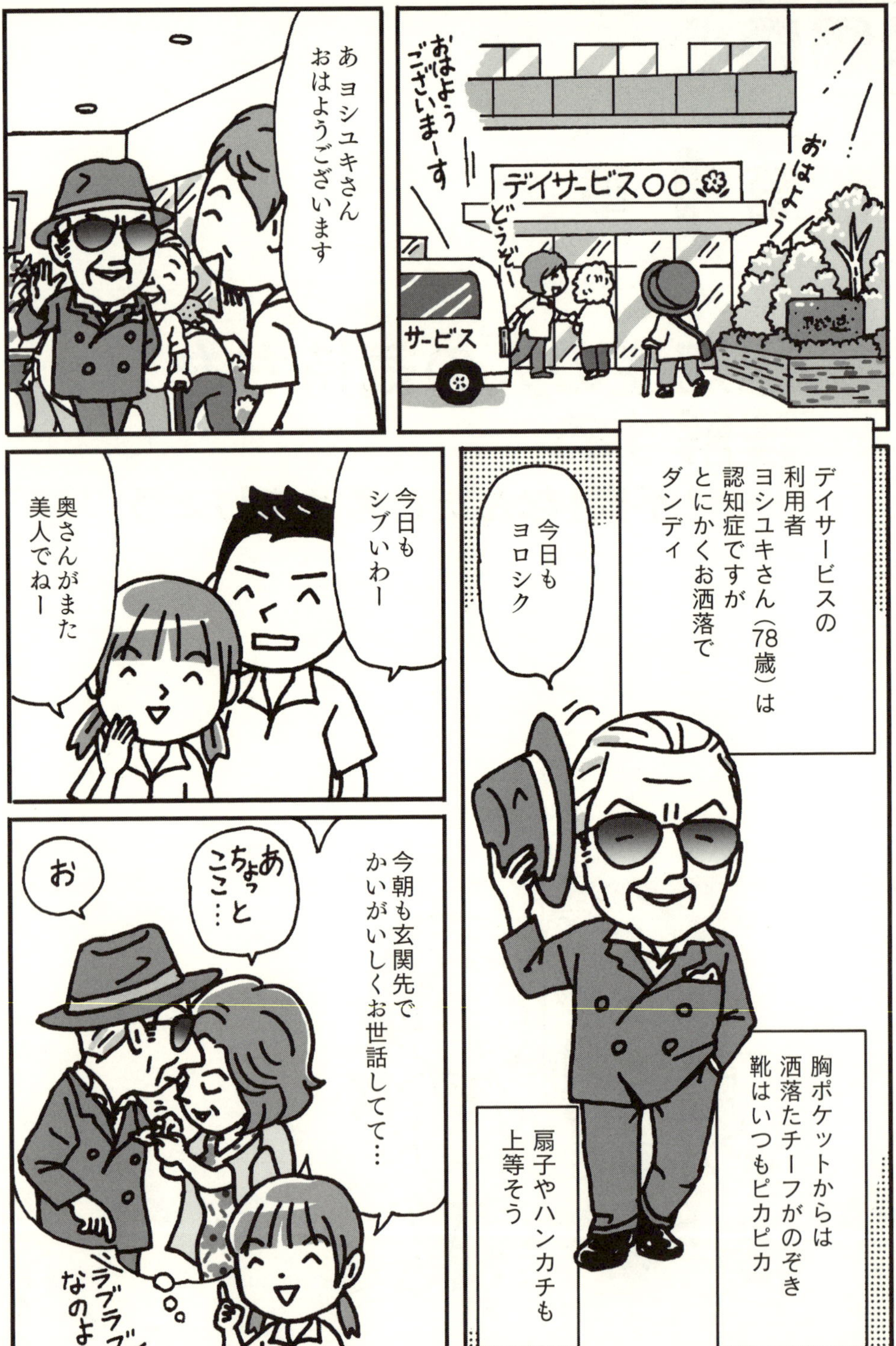
おはよう
デイサービス○○
サービス
どうぞ
おはようございまーす
あ ヨシユキさん おはようございます
デイサービスの利用者 ヨシユキさん（78歳）は 認知症ですが とにかくお洒落で ダンディ
今日も ヨロシク
胸ポケットからは 洒落たチーフがのぞき 靴はいつもピカピカ
扇子やハンカチも 上等そう
今日も シブいわー
奥さんがまた 美人でねー
今朝も玄関先で かいがいしくお世話してて…
あ ちょっと ここ…
お
ラブラブなのよ

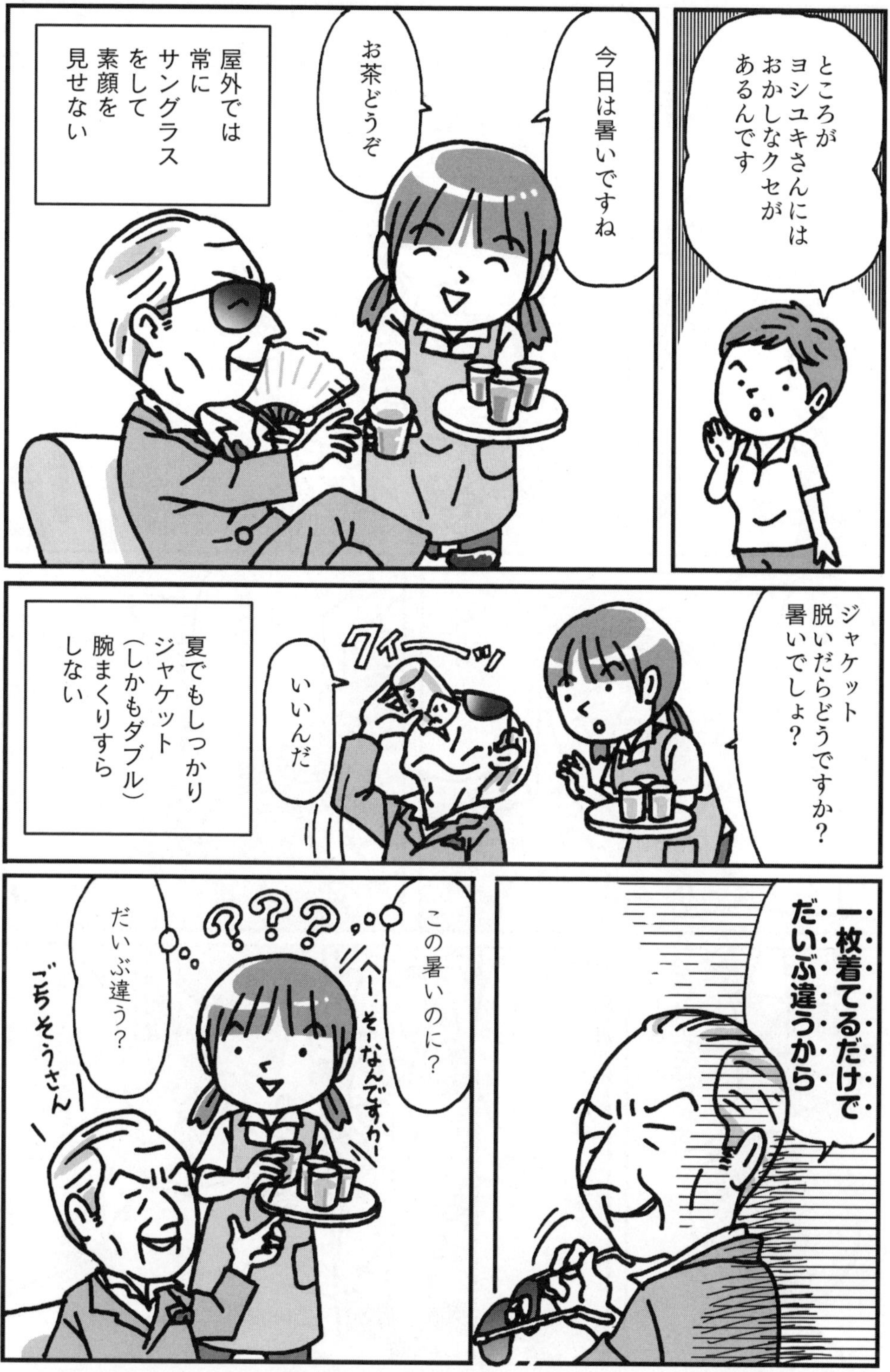
ところが
ヨシユキさんには
おかしなクセが
あるんです
今日は暑いですね
お茶どうぞ
屋外では
常に
サングラス
をして
素顔を
見せない
ジャケット
脱いだらどうですか？
暑いでしょ？
クィーーッ
いいんだ
夏でもしっかり
ジャケット
（しかもダブル）
腕まくりすら
しない
一枚着てるだけで
だいぶ違うから
この暑いのに？
へー、そーなんですかー
だいぶ違う？
ごちそうさん

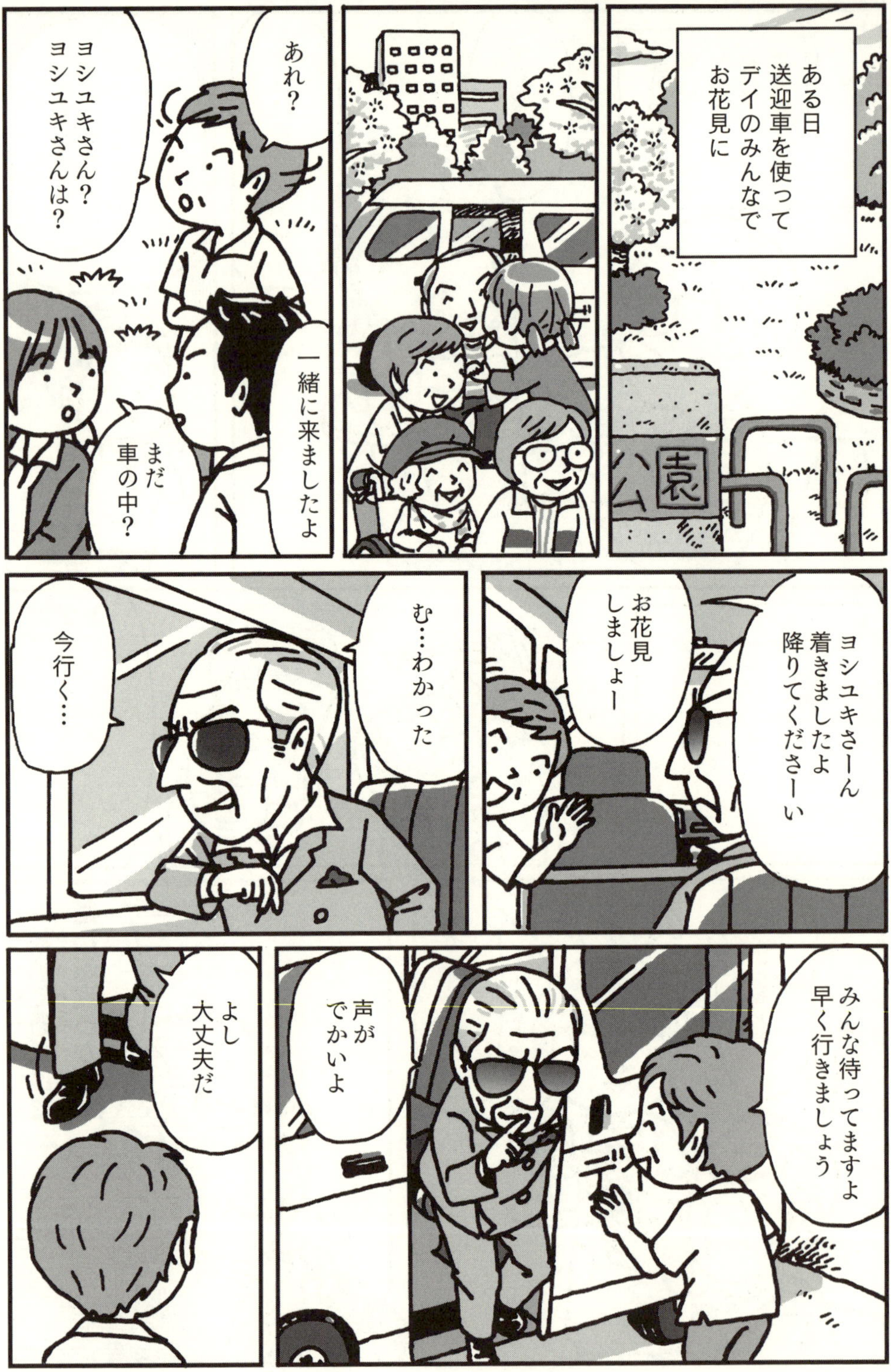
ある日
送迎車を使って
デイのみんなで
お花見に
あれ？
ヨシユキさん？
ヨシユキさんは？
一緒に来ましたよ
まだ
車の中？
ヨシユキさーん
着きましたよ
降りてくださーい
お花見
しましょー
む…わかった
今行く…
みんな待ってますよ
早く行きましょう
声が
でかいよ
よし
大丈夫だ

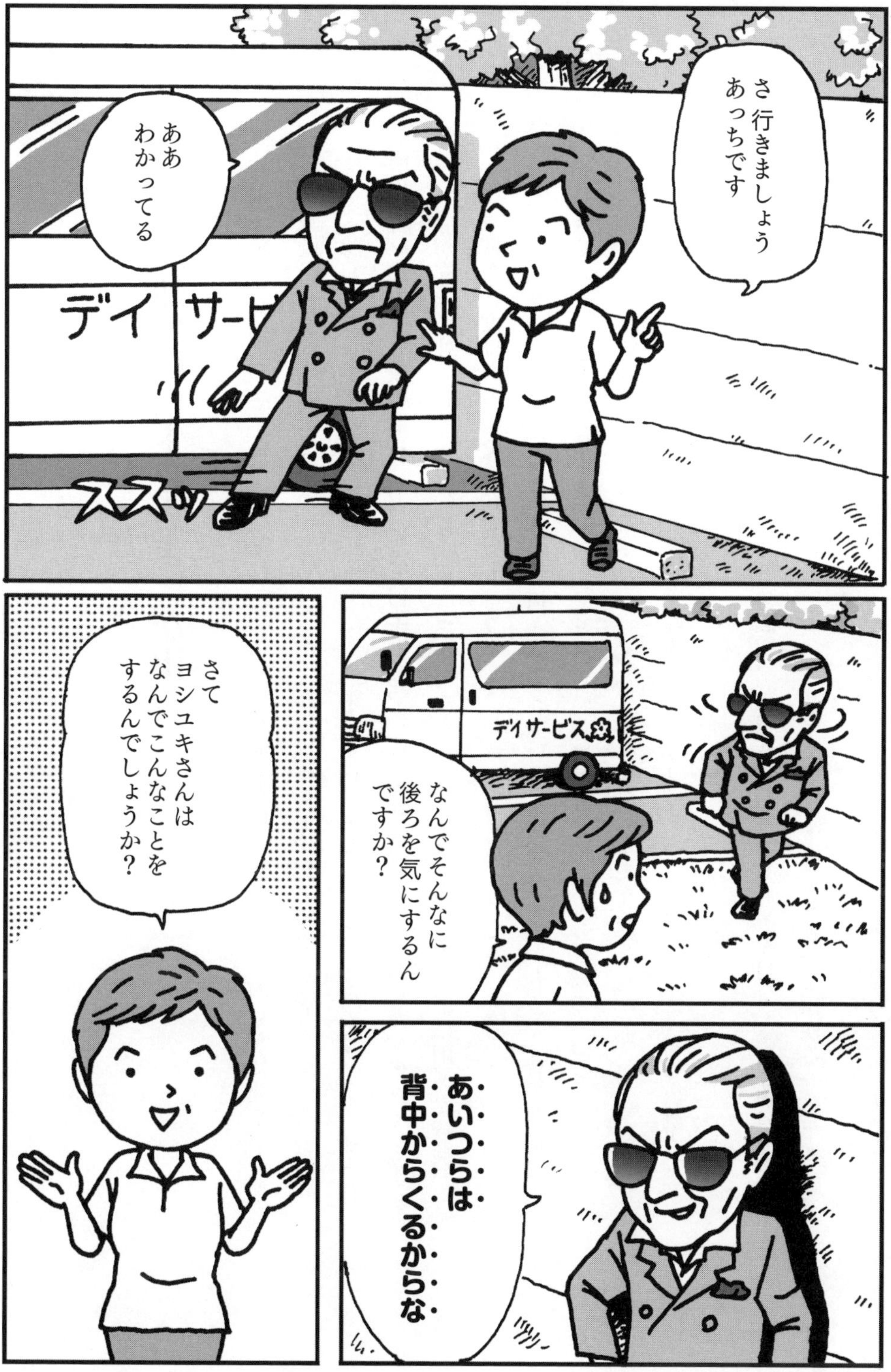
さ 行きましょう
あっちです
ああ
わかってる
デイ サービ
ススッ
デイサービス
なんでそんなに
後ろを気にするんですか？
あいつらは
背中からくるからな
さて
ヨシユキさんは
なんでこんなことを
するんでしょうか？

認知症は「生きざま」が出る

紹介したヨシユキさんの行動は、私たち認知症でない人からすると明らかに変です。彼はなぜ、そんなことをするのでしょうか。原因は認知症の記憶障害にあります。

認知症のお年寄りが、過去に戻ったかのような言動をとることがあるのは、よく知られています。介護職なら、引退して何年もたつのに「会社に行く」と言いだす男性や、子どもが立派に独立しているのに「オムツかえなきゃ」という女性への対応に困った経験が、一度や二度はあるのではないでしょうか。

認知症が進むと、人は新しい記憶から失っていきます。そしていわば、「昔の記憶で生きている」状態になります。だから、とっくの昔に退職していても現役の〝つもり〟になったり、まだ幼い子どもを育てている〝つもり〟になってしまうのです。

私はこれを「つもり病」と呼んでいますが、そう考えると、ヨシユキさんの言動も理解しやすくなります。

実はヨシユキさんは、いわゆる〝裏稼業〟の人でした。もちろん自分から「俺はヤ◯ザだ」なんて言うはずもありません。デイサービス（日中に要介護者を預かる介護事業所）

にいるときにかわす言葉の端々から、渡世人だったと確信が持てるようになったのです。

たとえば、先の漫画で傍点を振ったセリフは、

「一枚着てるだけで（撃たれたり刺されたりしても重傷度が）だいぶ違うから」

「あいつら（ヒットマン）は背中から（命を狙って）くるからな」

という意味でした。

よく勉強している介護職なら、こういうとき、ヨシユキさんの「生育歴」や「職業」が症状に出ている、と言うかもしれません。しかし私は、そんなゆるい言葉ではちょっと足りないように感じます。

ヨシユキさんの例をみると、渡世人としての行動パターンや考え方が丸ごと出ているのがよくわかると思います。

表に出るのは経歴や仕事だけでなく、生活習慣や信念、あるいはちょっとしたクセなど、さまざまです。長い人生のなかで培われたその人の性格や〝こだわり〟など、人となりすべてが出ると言ってもいいでしょう。

だから私は、誰かに認知症のことを説明するときは、生育歴とか職業とは言わないで、必ず「生きざま」が出ると説明することにしています。

認知症の人は「現実とかみ合わなくなる」

生活するなかで「生きざま」が出ること自体は、別に悪いことではないでしょう。問題は、認知症の人が〝今はいつか、ここはどこか〟といった事実を「忘れてしまっている」という点にあります。忘れているせいで、認知症の人と周囲の現実とが、だんだんかみ合わなくなっていくのです。

時計屋を営んでいたヨシオさん（82歳）。彼には妻と2人の息子がいましたが、妻はがんで他界。長男は海外に移住しており、次男は病で命を落とされたそうです。今は一人暮らしで、次男を亡くしたあたりから、認知症の兆候が見られるようになりました。80歳を過ぎてから散歩すらめったにしなくなりましたが、昼時になると、近くの弁当屋へ弁当を買いに出かけるのが日課でした。これが唯一と言っていい外出。買うのは決まって唐揚げ弁当です。

ヨシオさんは一人暮らしなので、弁当はひとつで十分なはずです。ところがいつのころからか、一度買ってしばらくするとまた買いに来る、ということが起こり始めたとか。買って食べたのに、本人はそれを忘れてしまっているのです。

はじめは弁当屋の店員が「さっき買ったよ」と言ってくれたので、「ああ、そうか」と気づいて、二度買いせずにすんだのですが、しばらくすると、「さっき買ったよ」と言っただけで、「カツヤのぶんだ！」と大声を上げるようになったそうです。いちいち怒られてはたまりませんから、やがて店員は何も言わなくなりました。

「カツヤ」とは、ヨシオさんの亡くなった次男の名前です。ヨシオさんは次男のために、盆や正月には必ず陰膳をしていたそうです。そのことを知ったうえで、あらためてヨシオさんの行動を見直すと、彼の記憶の混乱がよくわかります。

・さっき弁当を買ったのに、それを忘れている
・記憶障害のため、まだ次男が生きている〝つもり〟になっている
・盆暮れの時期でないことを忘れている（もしくは、日付が混乱している）

このいずれか、あるいはすべてか。他にも混乱があるかもしれませんが、ここで注目してほしいのは、弁当屋の店員と話がかみ合わなくなっていることです。

店員は、ヨシオさんがすでに弁当を買ったことを知っています。つまり「事実」を知っているわけです。ところがヨシオさんは、認知症のためその「事実」とずれた世界を見ているのです。

そんなヨシオさんにとって、店員の指摘する「事実」は〝わけのわからないこと〟と映

ったのでしょう。あるいは、指摘されたこと自体がイヤだったのかもしれませんが、いずれにしても残念なことに、2人の関係に亀裂が生じてしまいました。

それでも店員とヨシオさんは、まだ「売り手／買い手」の立場なので、店員が黙ればすみました。ですが、こんなすれ違いが家庭で・介護施設で頻繁に起きたらどうなるでしょうか。衝突・衝突のくり返しで、いちばん安らげる場所であるはずの住まいが、一転して〝戦場〟になりかねません。

認知症の人は「不安になる」

ヨシオさんが店員に怒った、というエピソードを読んで、「気性が荒くなったんだろうか。これも認知症の症状かな?」と思った人がいるかもしれません。しかし、ことはそう単純ではなさそうです。

先だって書いたとおり、認知症は「忘れる病気」で、新しい記憶ほど忘れやすいという特徴があります。しかし、いきなり何もかも忘れてしまうわけではありません。徐々に進行し、「できないこと」「わからないこと」が増えていくのです。

このため、とくに認知症の初期段階にある人は、

・自分のなかで何か変化が起こっている
・簡単にできたことが、できなくなっている
・家族や周囲の人と何かかみ合わない
・なぜかわからないが、いつも対立する・怒られる

などと感じて、不安になっていきます。

私たちも不安になることがあります。ところが認知症の人の不安は、どうやらそれとは比べものにならないようです。ある若年性認知症の女性は、私にこう訴えてきたことがありました。

「ねえ、どうしてこうなるの？」
「私は壊れちゃうの？　怖いよ」
「これからどうなっていくの？」

こうした言葉を、胸が張り裂けそうな思いで聞いた記憶があります。認知症の人が抱えているのは、このような深く、強い不安なのです。

彼女はデイサービスに通っていましたが、職員に対して驚くほど厳しい人でした。たとえば、あるお年寄りに職員が、「ご飯食べたの？」とフレンドリーに話しかけているのを見て、話しかけられている本人はちっともイヤがっていないのに、

「お年寄りに対してあの言葉遣いは何なの！　バカにしてるんじゃない⁉」

と、まるで自分がバカにされたかのように激怒するのです。しまいには震えながら泣いていましたが、その様子が切なくてなりませんでした。

認知症の人は「怒りっぽくなる」とよく言われます。脳は、私たちの感情をコントロールしていますが、認知症はその脳が不調になるわけですから、イライラしやすくなるのは確かに症状のひとつでしょう。

でも、この女性のことを思い出すと、不安から自分を守ろうとする気持ちも隠れているのかな、と思えてくるのです。つまり、「職員の言葉を〝壊れていく自分に向けられた言葉〟だと感じて不安になり、心をとがらせてしまったのかも」と。

あるいは怒るのではなく、その場を取り繕ったり、人を避けて自分を守る認知症の人もいます。本人は自分に起きている異変に気づいていて、「変に思われる」「嫌われるかもしれない」「役立たずだと言われるかも」と不安になっているのです。だから、

・炊飯器や掃除機が使えないのに、「機械が壊れたんだ」とごまかす

・外出しなくなったり人と会おうとしなくなる

こういったことをすることもあります。カーテンを閉め切ってインターホンにも応答しない「閉じ込もり」になるケースすらあるので、注意が必要です。

感情がはっきり表現されるとは限らない

認知症の人の内面に、強い不安が生まれるのは理解していただけたと思います。ここまでに紹介した言動は、不安の表現としてはわかりやすかったのではないでしょうか。ところが残念なことに、本人はいつもストレートに感情を表現してくれるとは限りません。

ある母子のケースを紹介します。母親は夫を亡くし一人暮らしでした。歳を重ねるにつれ、認知症を思わせるような言動が増えていきました。心配した娘が、様子を見に来ては受診を勧め、あれこれと世話を焼き、「一緒に住もうか」などと声をかけるのですが、母親のほうは、

「一人暮らしが気楽だから」

と、のらりくらり。

それでも何とか説得して病院に連れ出し、診察までこぎつけたところ、医師を前にした母親が切々と不安を訴え始めた――などということがありました。

こういうケースがあるので私は、お年寄りの「ひとりが気楽」発言は要注意だと、介護者にアドバイスすることがあります。気むずかしい人の場合はとくにそうですが、裏に正

反対の本音が隠されていることがあるからです。なかには本当に気楽だと思っている人もいるでしょうが、正直に言わないだけで実は〝不安のサイン〟なのかもしれません。

この母親は認知症と言ってもごく初期の段階の人でしたが、認知症が進んでしまうと、言葉を操る力はぐっと衰えます。そのため、不安感がもっとわかりにくい形で表現されることがあります。

ある老夫婦を思い出します。夫は普通のサラリーマン、妻は乾物屋でパートをしていました。やがて妻が釣り銭を間違えたり、シフトを忘れたりするようになります。認知症が始まったのです。しばらくすると彼女は、店を辞めさせられたわけでもないのに、

「クビにされた」

とこぼすようになったとか。夫に聞くと、

「いえ、乾物屋のご主人は『できるだけ長く働いてほしい』とおっしゃってるくらいだし、私も『仕事をやめろ』なんて、言った覚えはないんですけどねえ……」

と首を傾げるばかり。文字どおりに解釈すると、この「クビ」という言葉は確かに意味が通りません。でも、もう少し考えてみましょう。

「クビ」というと、誰でも〝ある場所から放りだされた〟とか、〝所属先がなくなった〟という場面を思い浮かべるのではないでしょうか。もしかしたらこの女性も、「クビ」と

いう表現で、

「自分は変になりつつあるけど、ここにいられるのだろうか」

「放り出されるのではないか」

「厄介者になってはいないだろうか」

という、不安な気持ちを訴えていたのかもしれません。そう考えると、

・なかなか医師の診察を受けようとしない

・デイサービスなどに行こうとしない

といった、介護者を困らせるような行動や、

・帰宅願望（たとえば、自宅にいるのに「帰ります」と言って出ていく）

・物盗られ妄想（あるはずのない物を「盗まれた」と言う）

といった認知症の「症状」といわれるものの裏にも、

・「自分の不調がばれてしまう」「ばれたら、よそへ追いやられる」という不安

・「ここは自分の居場所じゃない」「あるはずの物がなくてモヤモヤする」という不安

こんな気持ちが隠れているのかも、と思えてくるのです。

介護者は「翻訳者」になろう

「クビにされた」「帰ります」というわかりにくい言葉や、認知症の人の不可解な行動に対応するのは確かに大変です。しかし手がかりがあるだけ、まだ〝まし〟かもしれません。何も言ってくれない人もいるので、介護者としては気がかりが増えるばかりです。

たとえば某日、ある認知症の男性と私が食事時にかわした会話はこんな感じでした。

私「おいしい?」
男性「うん」
私「まずい?」
男性「うん」
私「どっち?」
男性「うん」

この程度なら笑い話ですみますが、体調を表現する言葉が曖昧になるのは悩みの種です。たとえば「痛い」「熱い」「暑い」「怖い」といった言葉は、それぞれ意味する状態も、介護者にとっての重要度も異なります。ところが、これが認知症の人の口から発せられると

きは、すべて、

「痛い」

になってしまうことがよくあるのです。右手を私に差しだして「痛い」と言っていた認知症の人が、2分後に今度は左手を示して「痛い」と言ってきたこともあります。両手とも痛いのか、それとも左右で言いたいことが違うのか。あるいは、ぜんぜん別の感覚の表現なのか……。

とくに脳の調子が悪いとは感じない私たちでさえ、言いたいことを忘れたり、言葉が浮かばなかったりします。ところが認知症の人は、適切な言葉が使えなくなるのです。だから介護者は、本人の発言を解釈したりたどったりするのが徐々に難しくなっていくのです。

しかし、認知症の人の言っていることを「わけのわからない言葉」として切り捨ててはいけません。一見すると不可解な言動のうちに、お年寄りの体調や気持ちが表現されているからです。

だから介助にあたるときは、〝この人は認知症だから〟と軽くあしらったり放置するのではなく、認知症の人の言葉や行動をよく見て、意味をとらえるようにしなければなりません。この意味で私は、介護者は「翻訳者」になる必要がある、と思っています。

もっとも、言語能力がかなり衰えた人でも、咄嗟《とっさ》にきちんとした言葉が出ることがあります。ほとんど言葉をなくしてしまったお年寄りが、孫が木登りしているのを見て「危ない！」と声を上げたことがありましたが、そういう経験をするたび、つくづく〝認知症は難しい〟と痛感します。

上手なサポートで「ニコニコ」に

覚えのある方がいるかもしれませんが、以前、「認知症」の代わりに、まだ「痴呆」という言葉が使われていた時代には、こう言ってのける人がいたものです。

「ボケた本人は気楽でいいよ。大変なのは家族だ」

「痴呆になると、なーんにもわからなくなるからね」

今もときどき、同じような言葉を聞きます。でも、ここまで読んでくださったみなさんは、それが大きな間違いであると、もう理解してくださったはずです。

「なーんにもわからない」どころか、認知症の人は自分のなかで起こっている異変に敏感に気づいています。以前はできたことが上手にできなくなり、家族や友人ともうまくいかなくなるため、不安に包まれます。この不安のため、認知症の人は私たちより混乱しやすくなっているのです。

残念ながら、認知症を根治する治療法は、まだ開発されていません。では、いったん認知症になってしまうと、その人には暗い余生しか残されていないのでしょうか？　そんなことはありません。混乱する人がいる一方、私は、明らかに認知症なのに、いつも朗らかで笑顔の絶えない人を何人も見たことがあります。

これを私は、「ニコニコアルツハイマー」の状態と呼んでいますが、なぜそんなふうにいられるのでしょう。本人の性格もあるでしょうが、周囲が上手にサポートしているからです。

考えてみてください。私たちだって不安になることはありますが、誰かに話を聞いてもらったり、慰めてもらったり、力づけられたりして、また明るい気持ちに戻れたという経験があるはずです。

認知症の不安も、周囲の関わり方次第で和らげたり・取り除いたりできます。つまり、介護者の手助けひとつで認知症の人の混乱は減らせるし、笑顔すら引きだせるのです。「手助け」といっても、難しく考える必要はありません。まずは声かけから始めてみましょう。そんな「認知症の人をニコニコにできる声かけ」とはどのようなものか、次章で詳しく説明します。

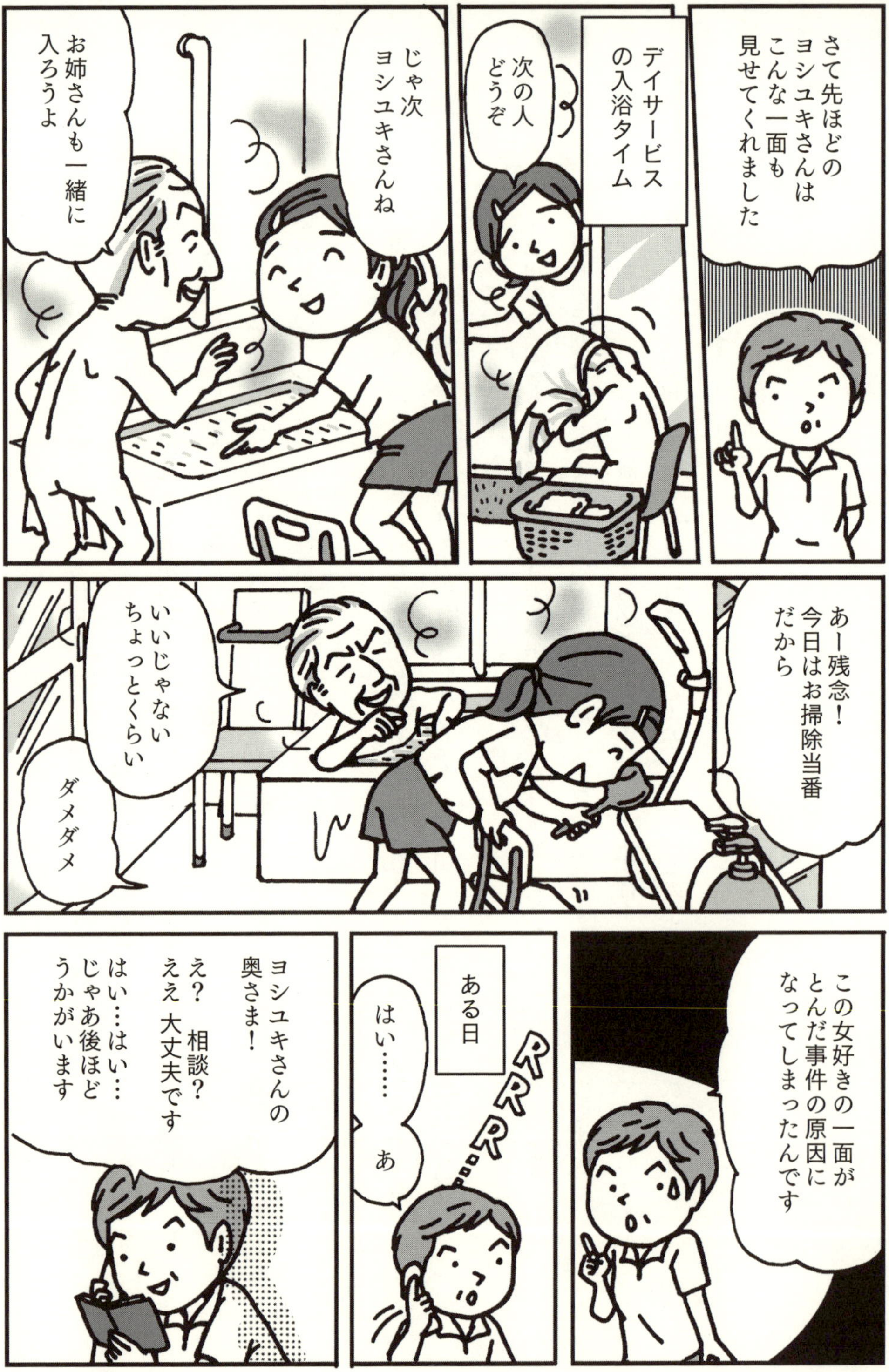
さて先ほどのヨシユキさんはこんな一面も見せてくれました
デイサービスの入浴タイム
次の人どうぞ
じゃ次ヨシユキさんね
お姉さんも一緒に入ろうよ
あー残念！今日はお掃除当番だから
いいじゃないちょっとくらい
ダメダメ
この女好きの一面がとんだ事件の原因になってしまったんです
ある日
RRRR…
はい……
あ
ヨシユキさんの奥さま！
え？ 相談？ ええ 大丈夫です
はい…はい…じゃあ後ほどうかがいます

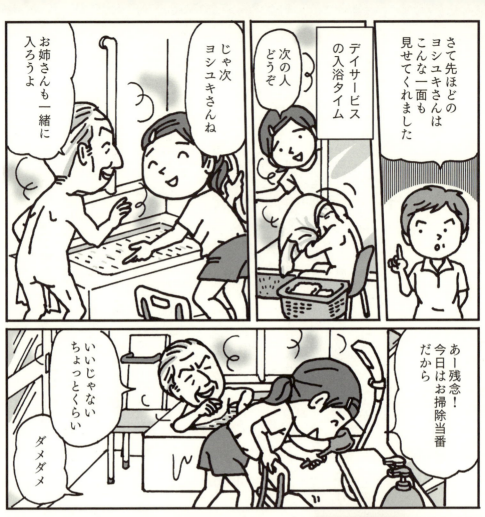

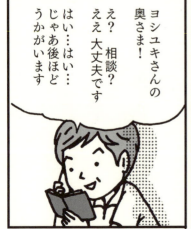

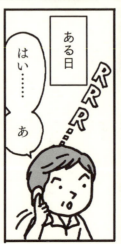

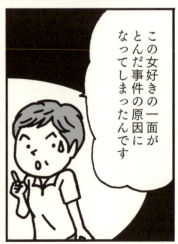

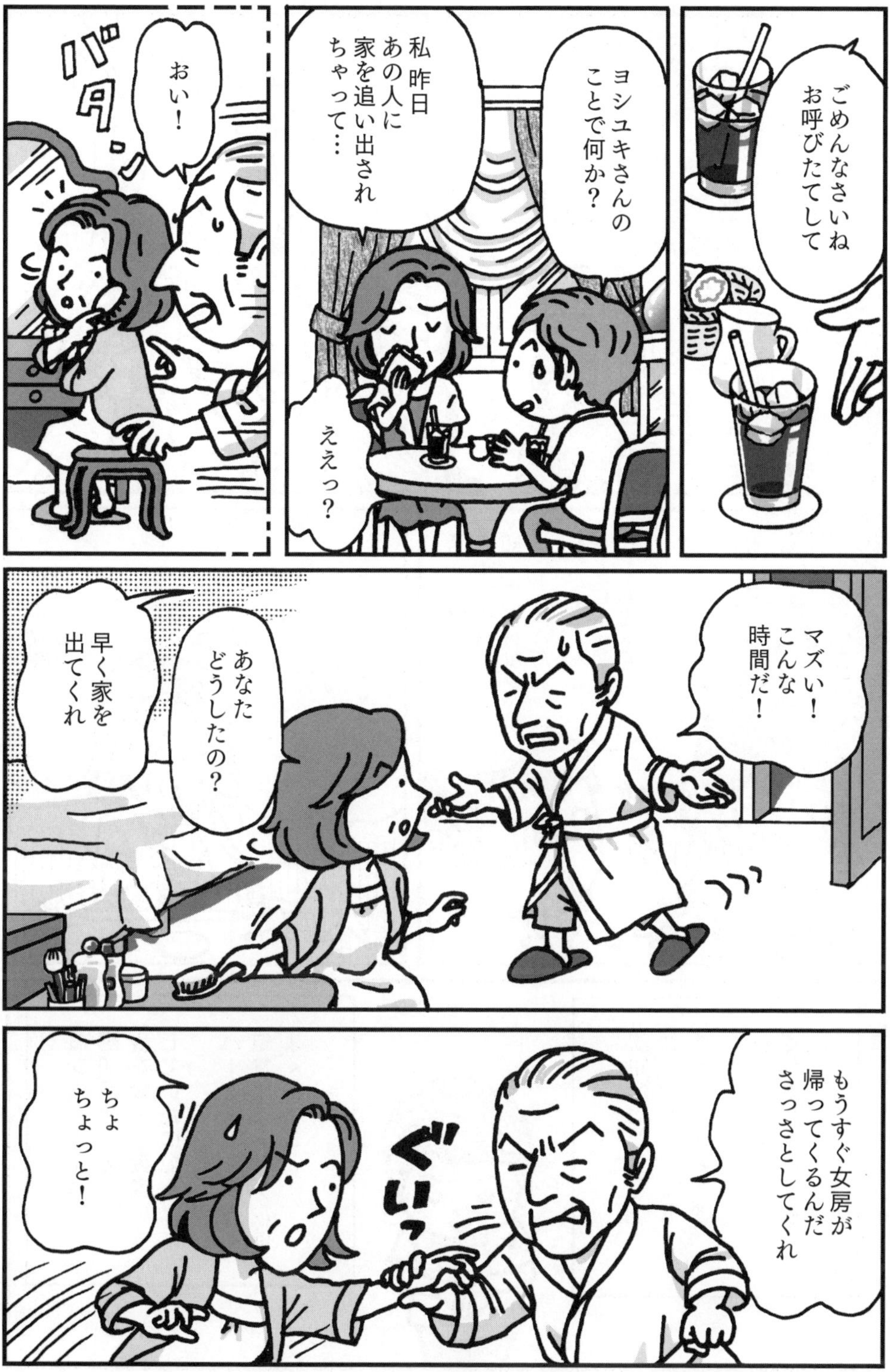
ごめんなさいね
お呼びたてして
ヨシユキさんの
ことで何か？
私
昨日
あの人に
家を追い出され
ちゃって…
ええっ？
バタ
おい！
マズい！
こんな
時間だ！
あなた
どうしたの？
早く家を
出てくれ
もうすぐ女房が
帰ってくるんだ
さっさとしてくれ
ぐいっ
ちょ
ちょっと！

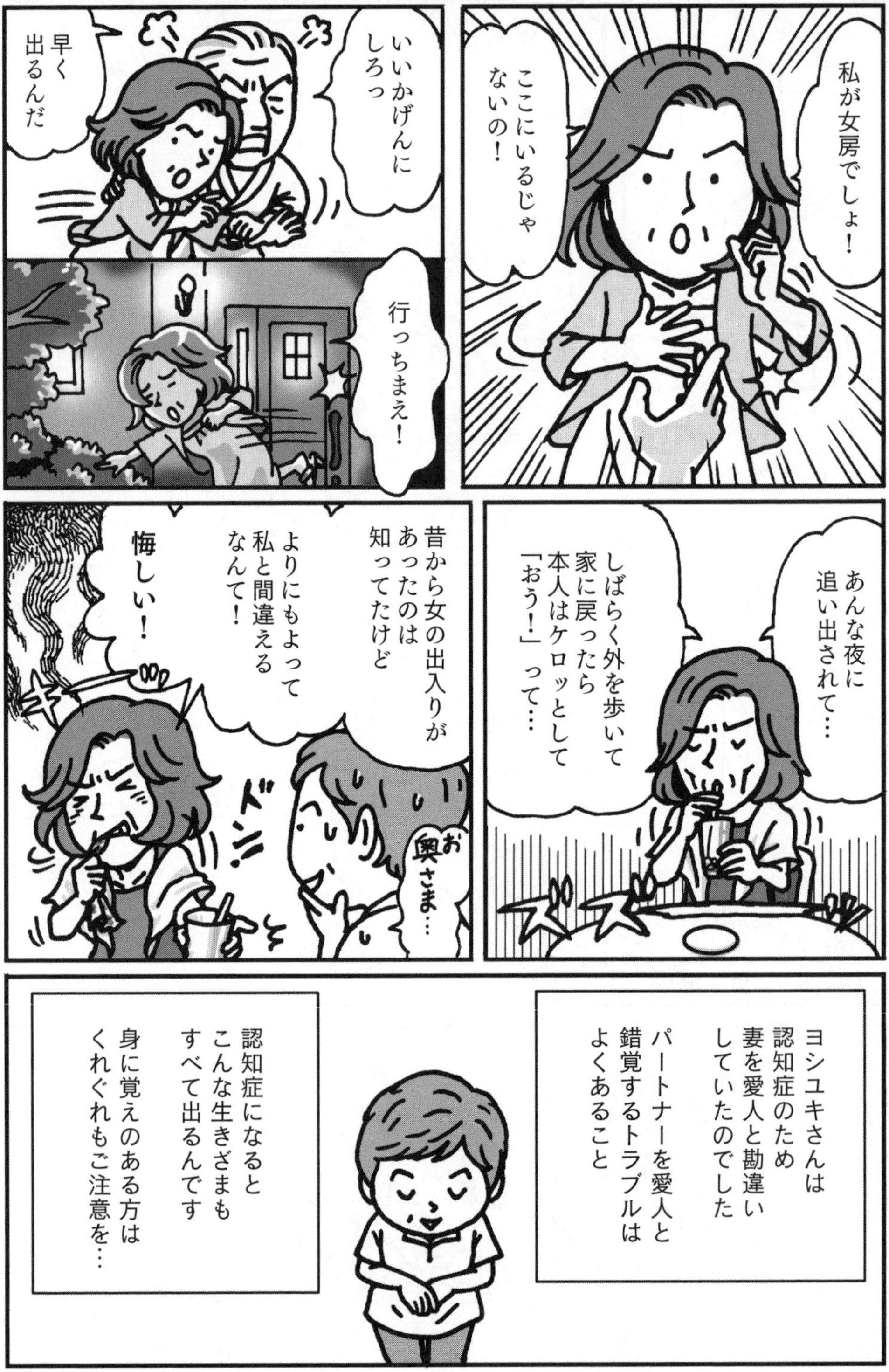

私が女房でしょ！
ここにいるじゃないの！
いいかげんにしろっ
早く出るんだ
行っちまえ！
あんな夜に追い出されて…
しばらく外を歩いて家に戻ったら本人はケロッとして「おう！」って…
昔から女の出入りがあったのは知ってたけど
よりにもよって私と間違えるなんて！
悔しい！
ドン!!
奥さま…
ヨシユキさんは認知症のため妻を愛人と勘違いしていたのでした
パートナーを愛人と錯覚するトラブルはよくあること
認知症になるとこんな生きざまもすべて出るんです
身に覚えのある方はくれぐれもご注意を…

そこでもう一言!

物忘れが不安なら①

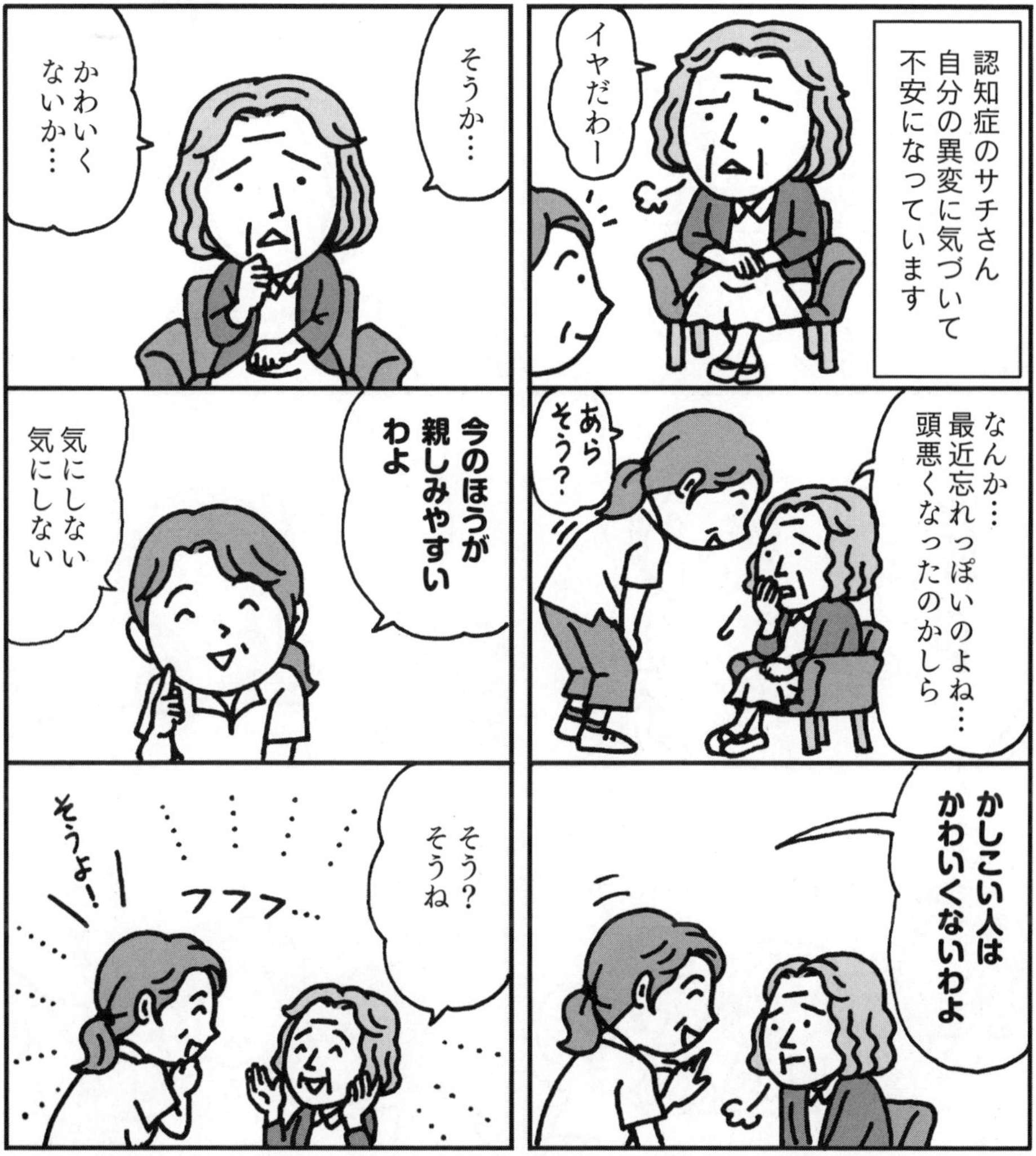
認知症のサチさん自分の異変に気づいて不安になっています
イヤだわー
なんか…最近忘れっぽいのよね…頭悪くなったのかしら
あらそう?
かしこい人はかわいくないわよ
そうか…
かわいくないか…
今のほうが親しみやすいわよ
気にしない気にしない
そう?そうね
フフフ…
そうよ!

解説 認知症でもごく初期の段階にある人は、自分が忘れっぽくなっていることを自覚して不安がることがあります。不安を打ち明けられたら放っておかず、このように共感するとよいでしょう。

そこで
もう一言！

物忘れが不安なら②

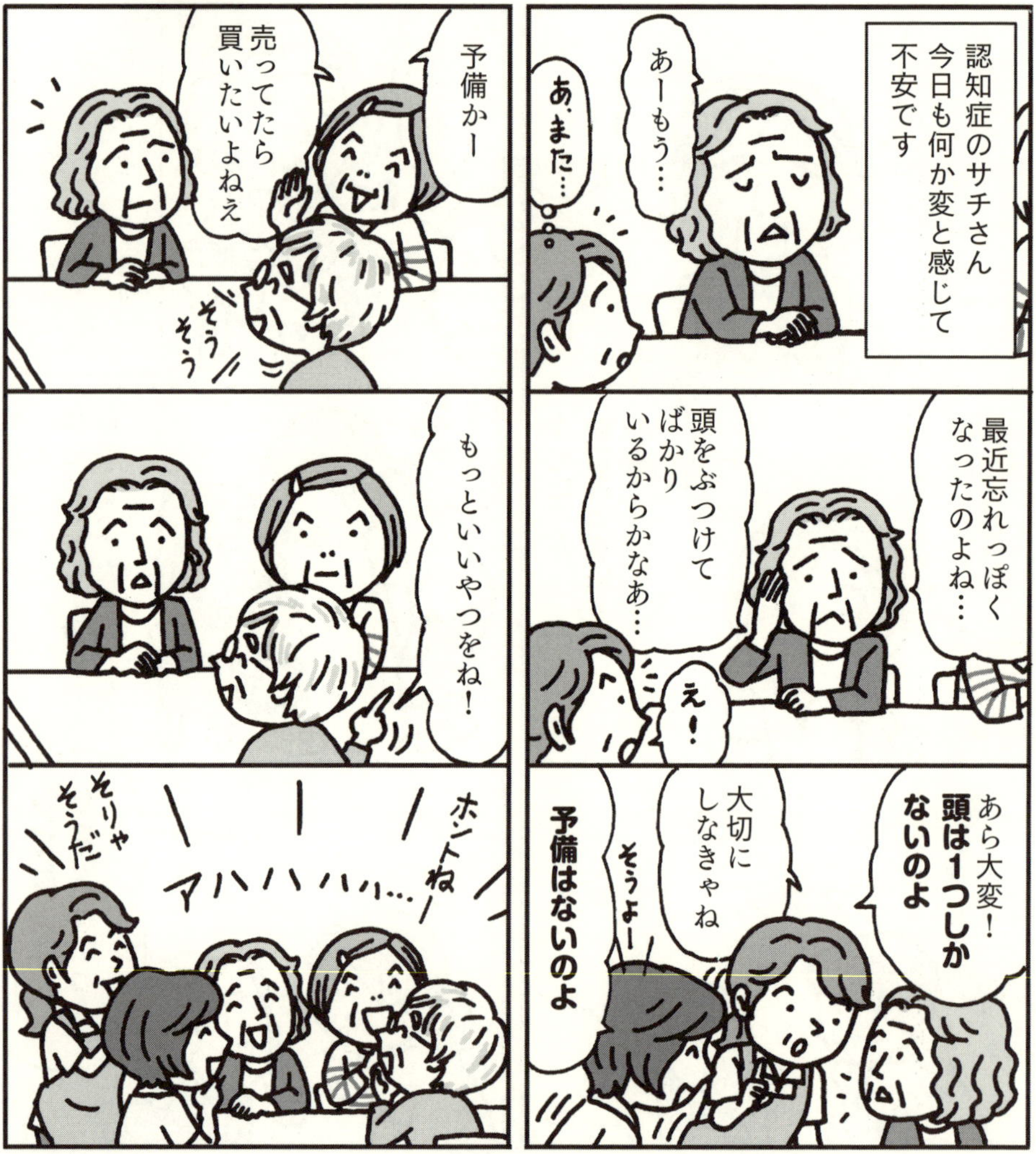

認知症のサチさん今日も何か変と感じて不安です
あーもう…
あ、また…
最近忘れっぽくなったのよね…
頭をぶつけてばかりいるからかなあ…
え！
あら大変！頭は1つしかないのよ
大切にしなきゃね
そうよー
予備はないのよ
予備かー
売ってたら買いたいよねえ
そうそう
もっといいやつをね！
ホントね
アハハハハ…
そりゃそうだ

解説 前ページと同じタイプの事例。「頭は1つ」という事実を自由な発想で笑いに変えています。言われた瞬間はお年寄りも「えっ？」となるかもしれませんが、意味がわかると吹き出し、イヤなことも忘れてくれるでしょう。

第2章

認知症の人がニコニコになる言葉かけ
――3つの「感所」をおさえましょう

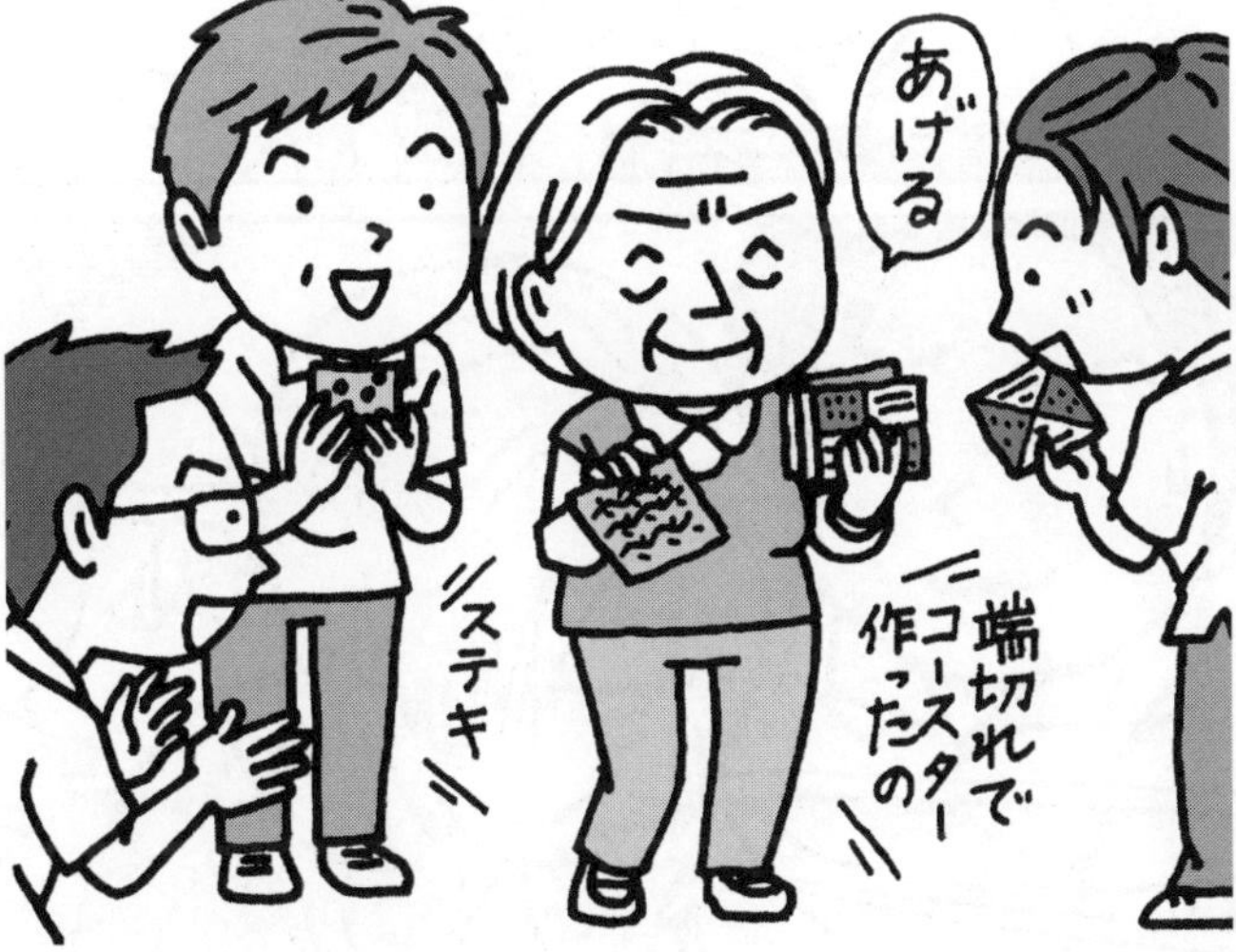

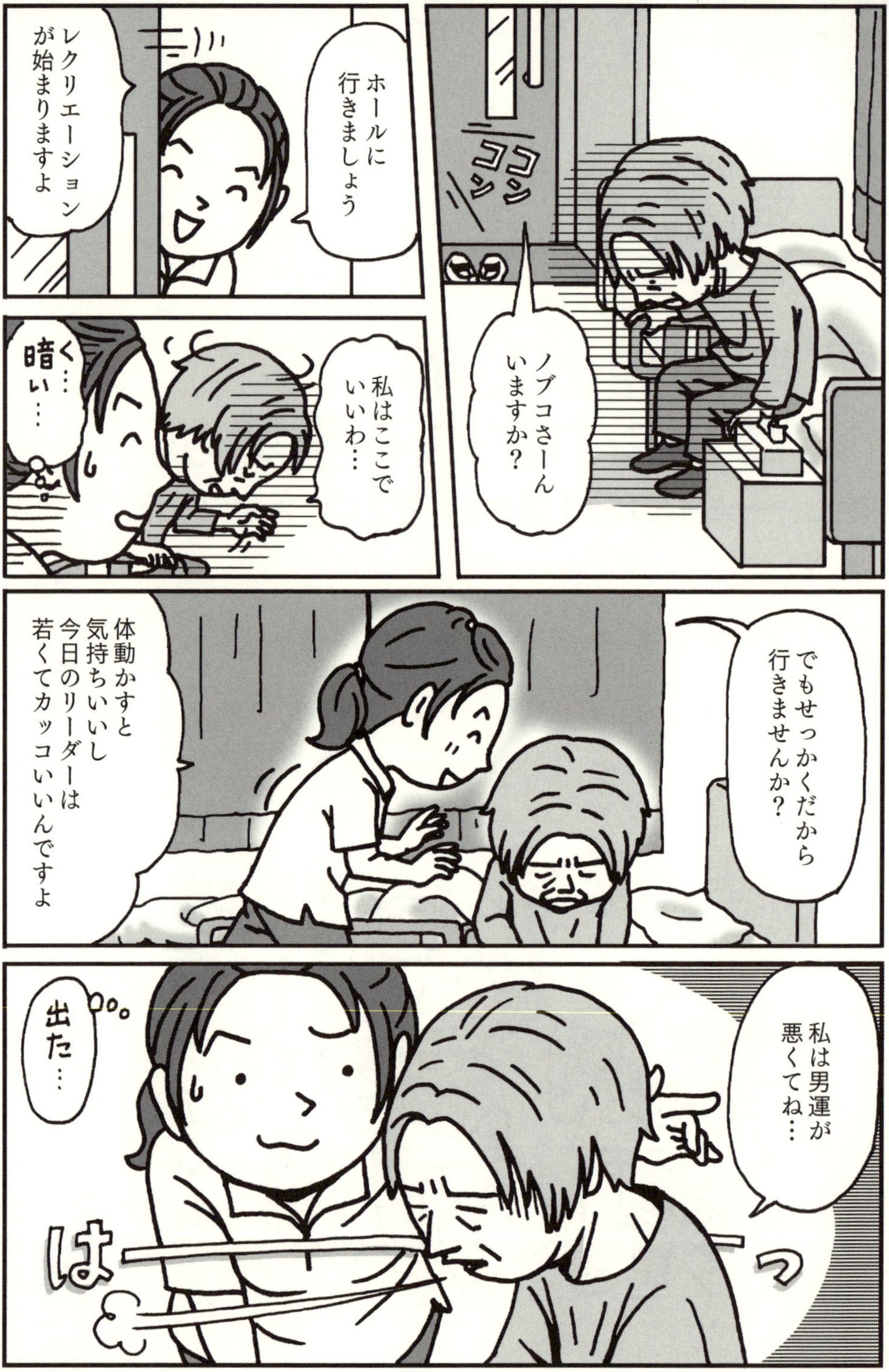
コンコン
ノブコさーん いますか？
ホールに行きましょう
レクリエーションが始まりますよ
私はここでいいわ…
く…暗い…
でもせっかくだから行きませんか？
体動かすと気持ちいいし今日のリーダーは若くてカッコいいんですよ
私は男運が悪くてね…
出た…
はーっ

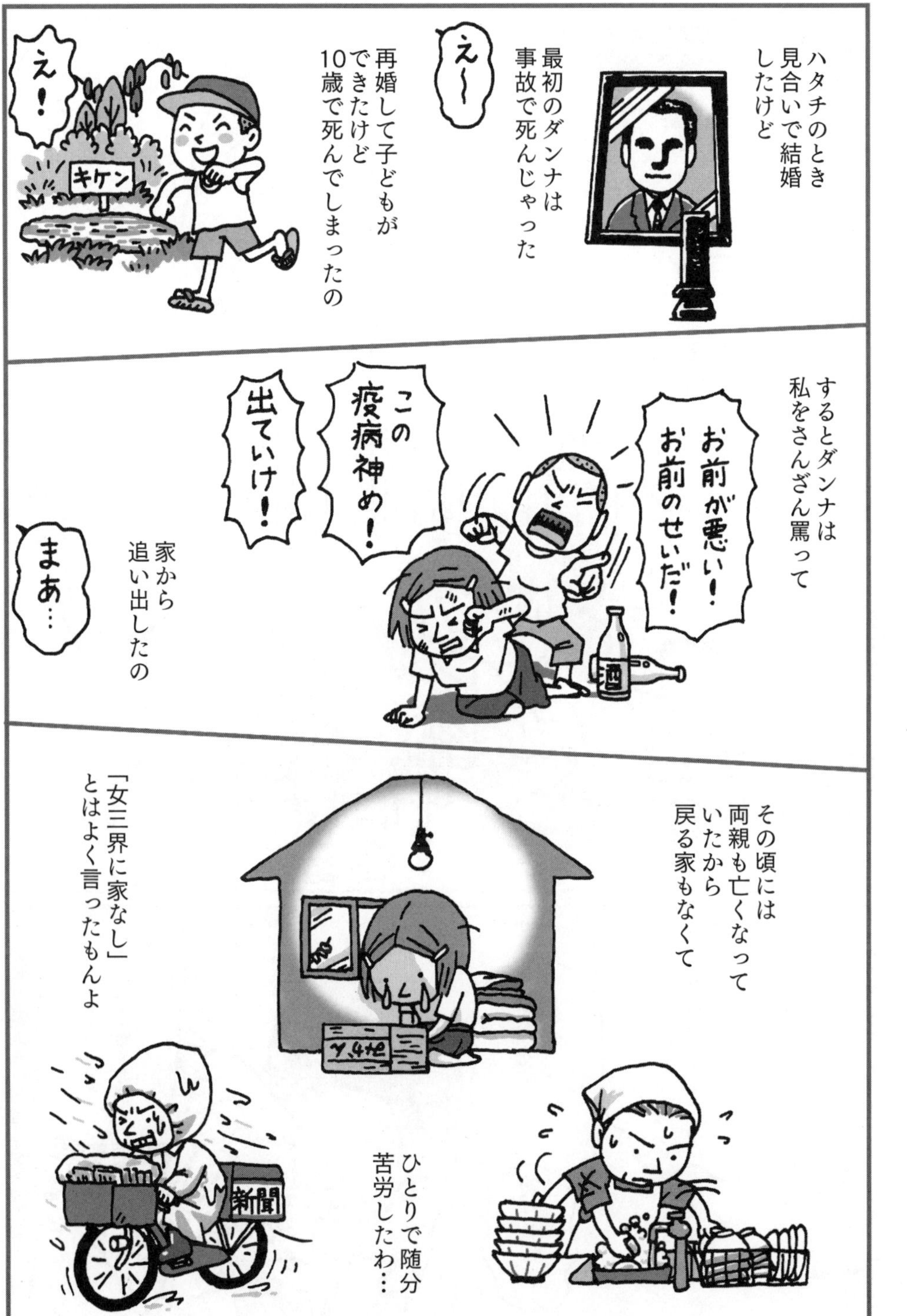
ハタチのとき
見合いで結婚
したけど
最初のダンナは
事故で死んじゃった
え〜
再婚して子どもが
できたけど
10歳で死んでしまったの
え!
キケン
するとダンナは
私をさんざん罵って
お前が悪い!
お前のせいだ!
この
疫病神め!
出ていけ!
家から
追い出したの
まあ…
酒
その頃には
両親も亡くなって
いたから
戻る家もなくて
「女三界に家なし」
とはよく言ったもんよ
ひとりで随分
苦労したわ…
新聞

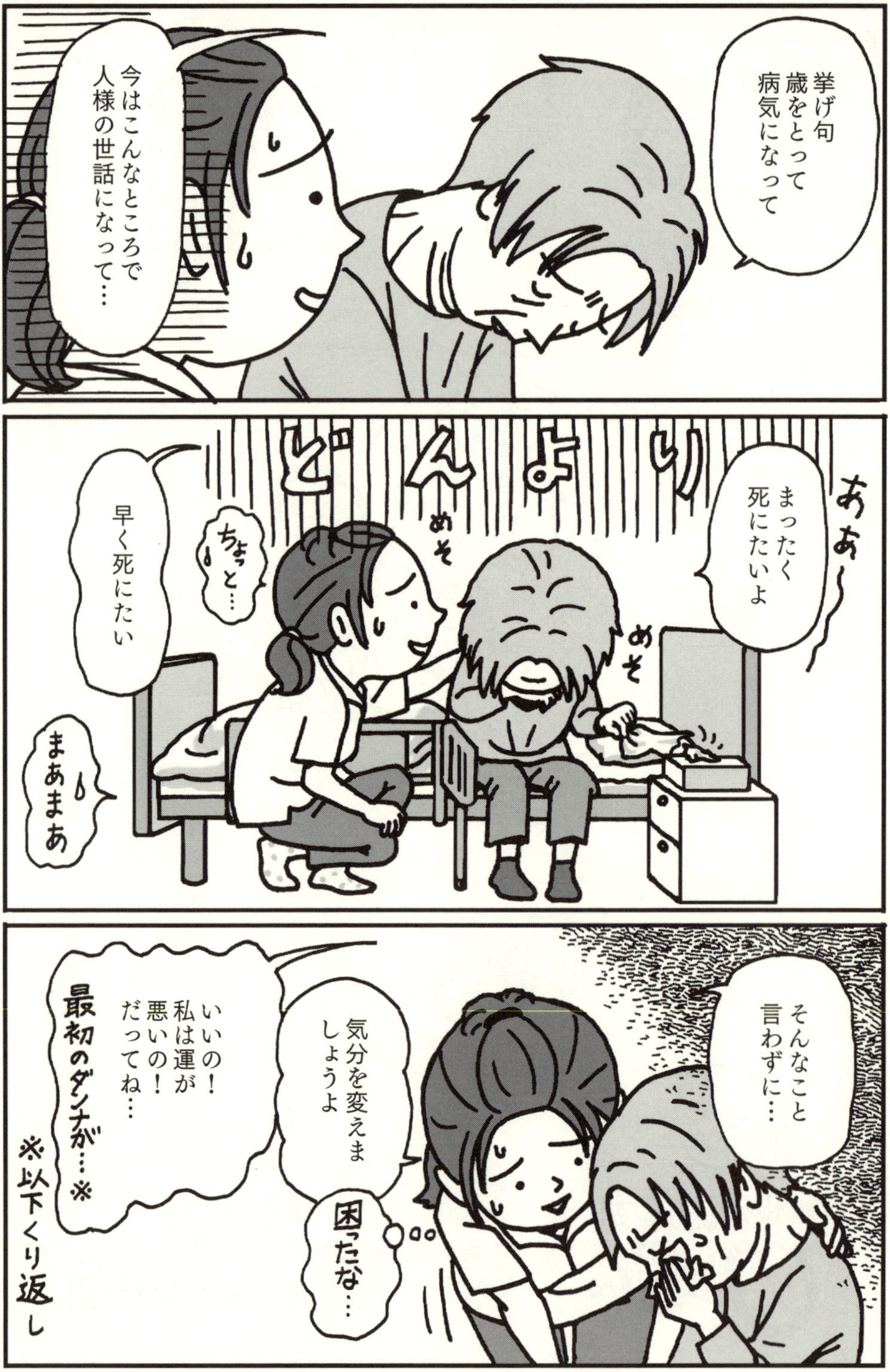
挙げ句
歳をとって
病気になって
今はこんなところで
人様の世話になって…
どんより
ああ〜
まったく
死にたいよ
めそ
めそ
ちょっと…
早く死にたい
まあまあ
そんなこと
言わずに…
気分を変えま
しょうよ
困ったな…
いいの!
私は運が
悪いの!
だってね…
最初のダンナが…※
※以下くり返し

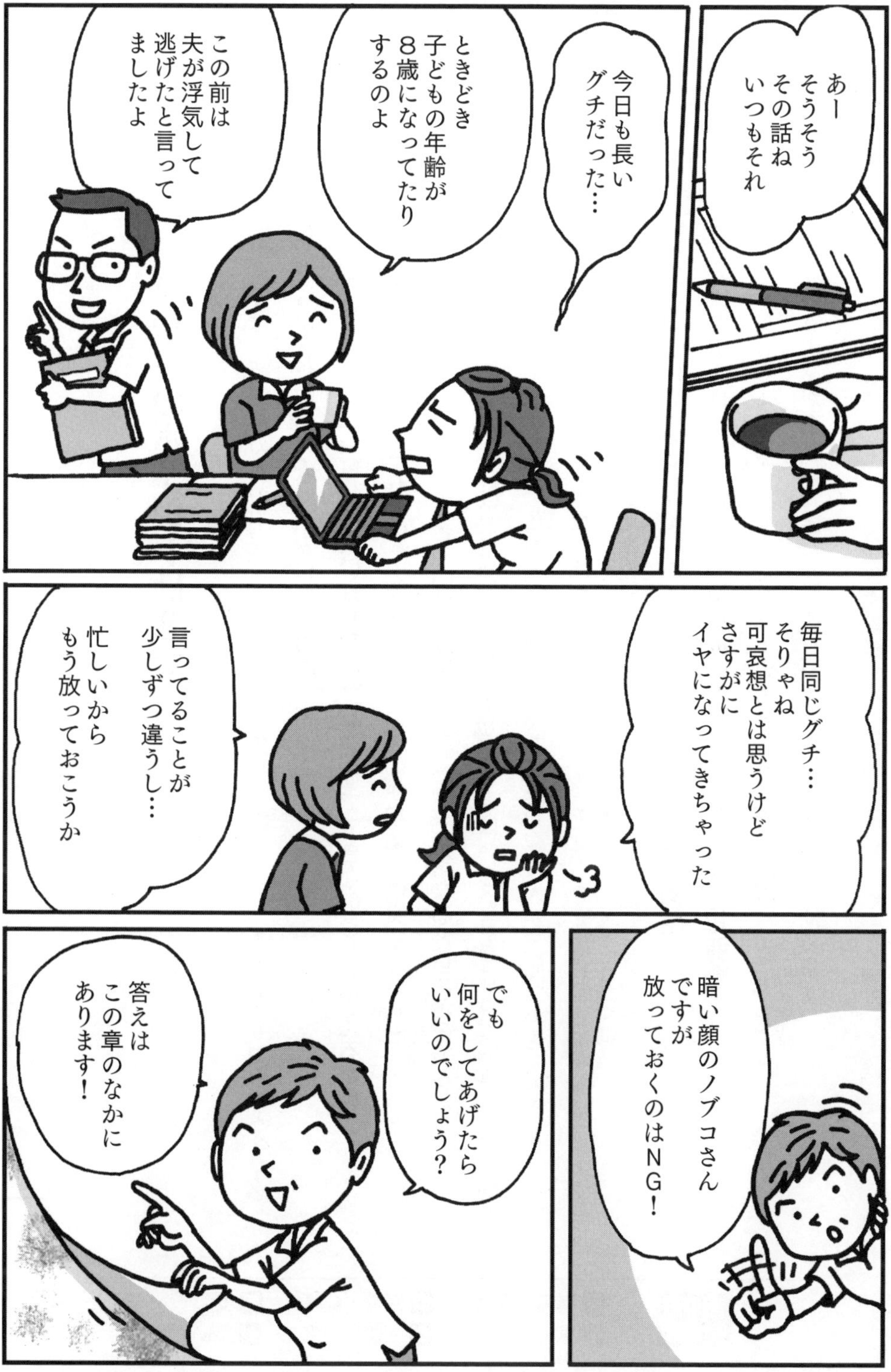
あー そうそう その話ね いつもそれ
今日も長いグチだった…
ときどき子どもの年齢が8歳になってたりするのよ
この前は夫が浮気して逃げたと言ってましたよ
毎日同じグチ… そりゃね 可哀想とは思うけど さすがに イヤになってきちゃった
言ってることが少しずつ違うし… 忙しいから もう放っておこうか
暗い顔のノブコさんですが 放っておくのはNG!
でも 何をしてあげたら いいのでしょう?
答えは この章のなかに あります!

言葉かけのポイントは3つ

前章では、認知症の人の不安について説明しましたが、一言でまとめると次のような感覚があるから認知症の人は不安になるのです。

・「何もできない」「自分は役に立たない」（認知症でできないことが増えるため）
・「誰からも大切にされない」（周囲との食い違いが増え、衝突するため）
・「否定されてばかり。生きていても仕方ない」（衝突が重なると自己否定が始まる）

もちろん、現実はこれほど単純ではありません。人はいろいろなことで悩みます。「病気になってしまったこと」とか「家族関係」など、認知症の人が笑顔でいられなくなる原因は、それこそお年寄りの数だけあることでしょう。それらを介護者が一手にサポートするのは難しいとしても、さしあたって、

「自分は誰かに必要とされている」＝役割があるという**「役割感」**
「自分は大切に扱われている」＝特別扱いされているという**「特別感」**
「わかってもらえている」＝肯定されているという**「肯定感」**

こういう実感があれば、誰だって明日を生きる気力が湧いてくるはずです。

この3つの「感」こそ、声をかけるとき意識したいポイント＝**「感所」**なのです。3つのうち、いずれかの「感じ」を得てもらえるような言葉をかけること——それによって私たちは、認知症の人の心を少し、明るく照らすことができるのではないかと思います。

「華の時期」に目を向けて

ではさっそく実践に移りたいところですが、あとひとつだけ。誰がどのような言葉をかけるにせよ、介護者に心に留めておいていただきたいことがあります。それは、

認知症の人の「華の時期」を知って、大切にする

ということです。

どんな人にも、自分が最も輝いていたと思える時期があります。それを私は「華の時期」と呼んでいます。社会的に華々しい成功をおさめた人はもちろん、そうでない人にも、その人を支えたことや生きがい、あるいは自慢したいことなどがあるはずです。それが、

人生の華

です。認知症の人にどう接すればいいか聞かれたとき、私は必ず、

接し方で迷うときは、「生きざま」に教えてもらおう

これが基本だとお伝えしています。まさに「困ったときの神頼み」ならぬ「生きざま頼み」。私が前の章で「認知症は生きざまが出る」と強調した意味はそこにありますが、さらに言えば、何となく「生きざま」に目を向けるだけでなく、よく注意して華を見つけるようにしてほしいのです。

なぜなら、華に目を向けてもらえば誰だって嬉しいものだから。

では、どこに「華の時期」があるのでしょうか。歳をとると埋没しがちですが、わかりやすいのが、「特技・容姿・学歴」です。

たとえばサラリーマンなら、働き盛りの40代くらいのころが「華」だったかもしれません。遅咲きだった人もいるでしょうが、職種やキャリアに違いはあっても、きっと〝輝いていたポイント〟はあると思います。女性にも、バリバリ働いていた時期を華ととらえている人はけっこういるものです。

主婦にも華の時期があります。たとえば私の知っている女性に、まさに「主婦の鑑《かがみ》」という人がいました。掃除、洗濯、料理など、家事万端を完璧にこなします。ガス台をいつもピカピカに磨くので、あるときガス漏れ点検に来た調査員が、「本当に使ってます？あまりにもきれいなんですが」と驚いたそうです。その逸話が今でも本人の自慢のタネ。「『本当に使ってます？』だって」と、得意気に話します。

それでも人は老い、衰えます。認知症にだってなります。もしかしたら今は、しおれて見る影もないかもしれません。でも、本人が「華」だったと感じている時期は必ずありますし、輝かしい記憶は、たとえ認知症になっても簡単には消えないものです。

もしあなたが認知症の人の家族なら、少し思い出を掘り起こしてみてはいかがでしょうか。介護職なら、家族にどんな仕事に就いていたか尋ねてみるとか、生活歴をあらためてあたってみてください。あるいはたとえば、

「ヨシコさんがいちばん光っていたのはいつごろ？」

「ヨシダさんが嬉しかったのは、どんなこと？」

「イワオさんがいちばん幸せだったのは何歳ごろ？」

と、本人に聞いてみる方法もあります。そして、少し想像力を働かせてみましょう。きっと、「これは……！」とピンとくるものがあるはずです。

介護者にはそうやって、お年寄りの「華の時期」をうまく探しあててほしいと思います。あなたが見つけた華は、認知症の人と関わるときの強い味方になってくれるでしょう。

〝華探し〟の大切さを知っていただいたところで、それではいよいよ、「役割感」「特別感」「肯定感」を得てもらえる言葉かけのコツを説明していきます。

頼って・甘えて・教えてもらう――「役割感」の言葉

お年寄りは人生の先輩です。これまでいろいろなものを見聞きし、働いてきたので、私たちの知らないことを知っていたり、〝昔取った杵柄《きねづか》〟で思わぬ特技があったりするものです。そしてすでに説明したとおり、認知症の人は新しいことは忘れていますが、昔のことはずっとあとまで覚えています。

また、認知症は物忘れを主症状とする病気ではありますが、人には文字どおり身に〝ついて〟いる知識や技術があるもので、そういった特技は、認知症になってもすぐに忘れ去るものではありません。

だから、認知症で要介護と認定されたお年寄りでも、上手にできることがあります。私が勤務していたデイサービスでは、そうした「できること」をお年寄りに「役割」としてやってもらっています。

こんなことがありました。あるとき、デイの厨房担当が、「流しの下に小さな台がほしい」と言います。そこで、小さな工務店を経営していたケンキチさん（83歳）に頼むこと

にしました。さすがに、

「金鎚で手を打ちかねませんよ」

「ちゃんと使えるものができるのか心配」

という声が職員のなかから上がりましたが、私は職人の体に刻み込まれた技を信じることにしました。ケンキチさんに、

「ここに物置台ほしいな……」

と、それとなく頼むと、「まかせとけ！」と、今までふさいでいた顔が崩れるほどの笑みに。デイにあった大工道具で2時間ほど格闘した末、台が完成します。もちろん、本人はケガなどしませんでした。

できあがった台は、4本の脚の長さが微妙に違っていましたが、下にものを噛ませれば問題なし。今でも重宝しています。名人芸が極《き》まらなかったのは、ちょっぴり残念ですが、そこは〝寄る年波〟ということにしておきましょう。

このようにして、できることをその人の役割にすれば、「自分は誰かの役に立っている」という感じを得てもらえます。

上手な依頼・上手な感謝・上手な言葉遣い

ついでに、お年寄りにお願いするときのコツをこっそり教えましょう。正面切って「お願いします！」と言うと、なんだかわざとらしく聞こえて、お年寄りがちょっと引いてしまうことがあります。このケンキチさんのケースのように「ほしいな……」と聞こえよがしに言ったあとで、

「そういえばケンキチさん、大工さんでしたよね？」

と〝たまたま思い出した〟風を装って誘導すると、うまく運びます。

それから、話しかける口調にも気を遣ってみてください。お年寄りは私たちの人生の先輩ですから、「ていねいに敬意をもって」が基本となります。ですが、認知症がある場合は、その人ごとに〝好まれる言葉遣い〟や〝好まれる呼び方〟があるのです。

本人がどう呼ばれたがっているかは、介護者のほうがいろいろ試して探ってみるしかありません。ただ、私の経験では、人によってはちょっと砕けた感じで声をかけたほうが、お年寄りとの距離を縮められることがあります。ケンキチさんのように、名字ではなく下の名前で呼んだほうがいいこともあります。

〈近づきたいとき〉

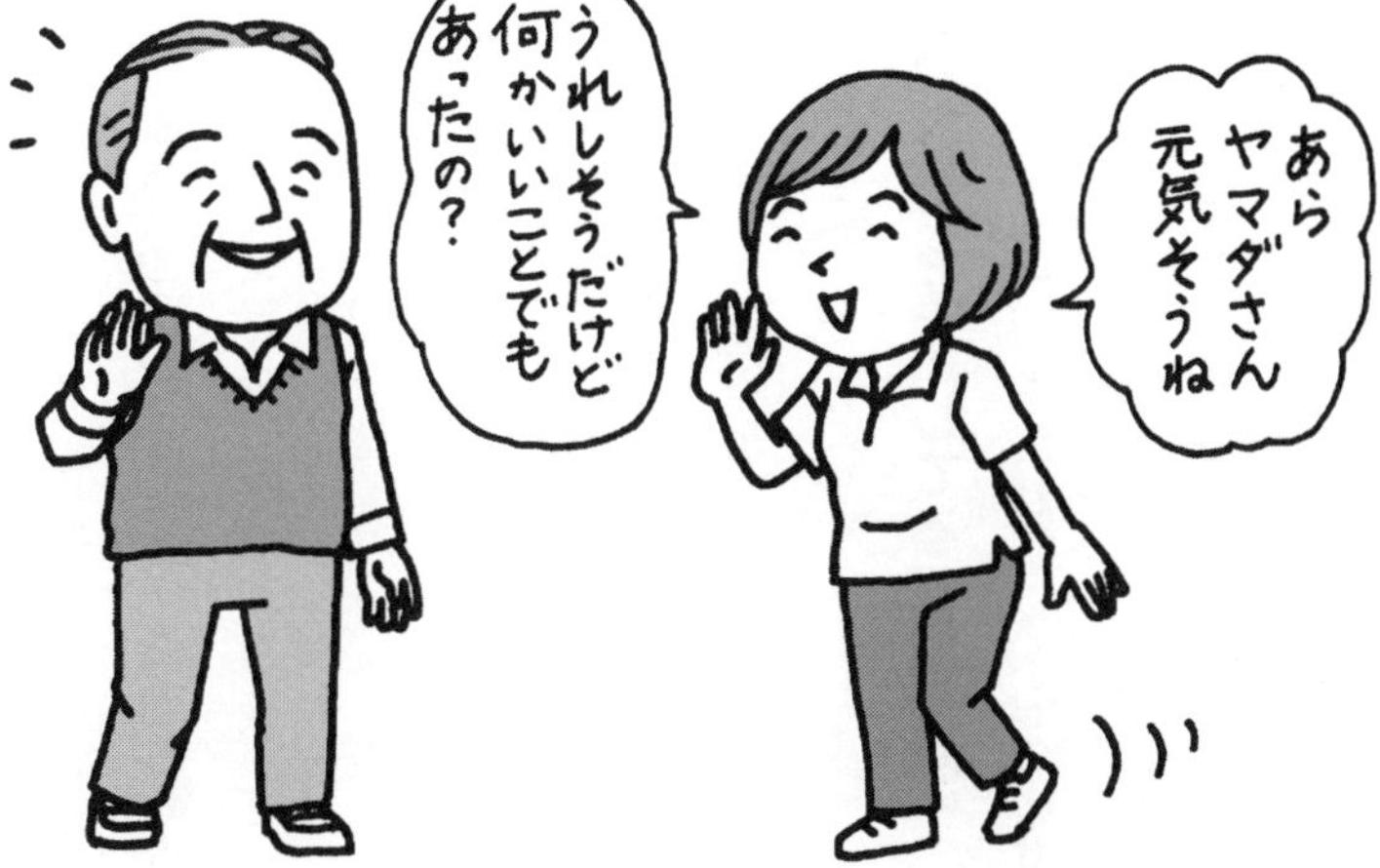
あら
ヤマダさん
元気そうね
うれしそうだけど
何かいいことでも
あったの？

〈距離をとるとき〉

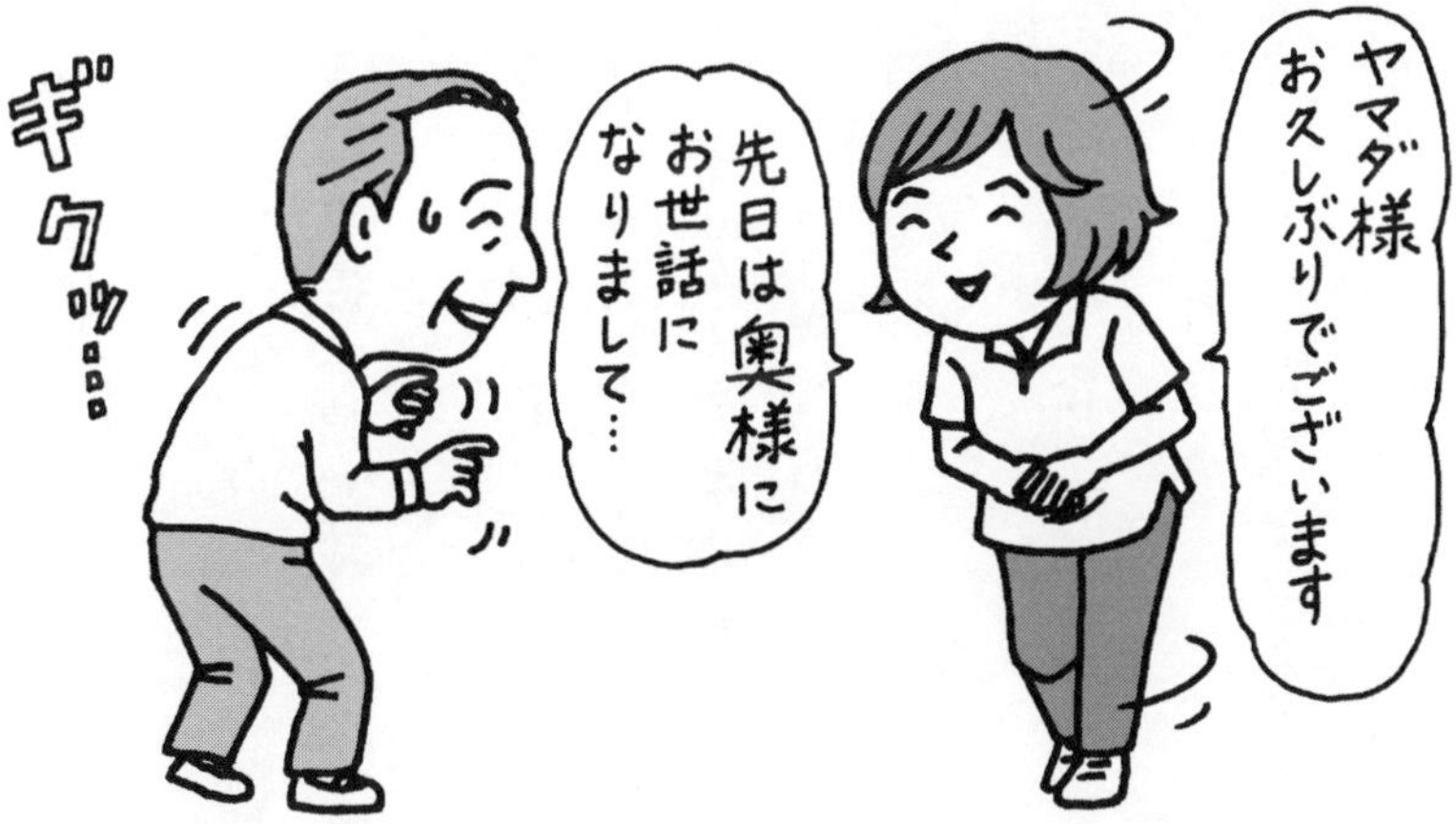
ヤマダ様
お久しぶりでございます
先日は奥様に
お世話に
なりまして…
ギクッ…

親しく語りかけると、認知症の人と親密な関係がつくれます。性的な言動をされたときなど、介護者の負担になる行動には丁寧な口調で距離をとりましょう。

逆に、プライドが高い人や、他人の上に立つ立場にあった人（社長や自治会長など、「長」がつく役職の人など）は、礼儀正しい言葉遣いを好む傾向にあります。

ちなみに本書では、ちょっと軽い感じの声かけ事例が登場することもありますし、登場人物も姓で呼ばれたり名で呼ばれたりしていますが、これは現場での使い分けが反映されているのだと考えてください。

話を元に戻しましょう。ケンキチさんの台の製作はちょっとめずらしい例でしたが、雑巾を縫うとか、ちょっと掃除をするとか、配膳を手伝うといった、簡単なことでいいのです。もちろん、本気でイヤがる人に働いてもらったりはしませんが、たとえば私が、

「ここ（＝デイ）は人をこき使うところだから、気をつけたほうがいいわよ」

と前置きしてから、

「でも、みんな感謝してると思うわ」

と、さりげなく探りを入れると、お年寄りはだいたい、

「いやあ、みんなが喜んでくれるなら、別にいいよ」

と答えてくれます。役に立てている実感をより強く持ってもらうため、そして私たちが感謝していることを伝えるために、わざと「こき使う」と言っているのです。

介護者も一緒に

お年寄りにまかせるだけでなく、介護者が一緒になって取り組んでみてもいいでしょう。私のデイサービスではよく、

「これからモップがけなんだけど、一緒にやってくれる？」

と利用者に手伝ってもらうことがあります（ほとんどの人がうまくできないので、職員があとでかけ直すことになるのですが）。

仕事とは異なりますが、本人が「やりたい」と言いだしたケースもあります。もう10年近く前のこと。相談センターに「認知症は治らないんでしょうか」と電話をかけてきた人がいました。キヌエさん（68歳）という女性でした。

医師に認知症と診断されたとのことで、ひどくおびえていました。「見守りたい」という思いが強くなった私は、家族に「担当させてください」と申し出て、ケアマネジャーとしてサポートさせてもらうことにしました。

不安な気持ちが強かったキヌエさんでしたが、あるとき私が鞄にさげていた、手作りの小さな布草履のアクセサリーを見て、

「私もほしいわ」

と言ったので、

「じゃあ一緒に作りましょう」

となりました。キヌエさんは認知症とともにパーキンソン病を患っていて、手が震えたり指が動かなかったりするので四苦八苦しましたが、それでも何とか完成。気に入ってもらえたようで、物忘れがひどくなっても時折、

「これ、右馬埜さんと作ったのよね」

と言ってくれることがありました。後には認知症が進んで、私を見ても誰だか思い出せなくなってしまいましたが、それでも不安を忘れ、できることを楽しみながら、ひとときを過ごしてもらえたのは幸いでした。

提供するのは「感じ」だけでもいい

しかし、キヌエさんのケースからもわかるように、認知症は進行していく病気です。寂しいことではありますが、今はいろいろなことができるお年寄りも、いつかできなくなる日が来るのです。

その日が明日なのか、あるいは数年後なのかは誰にもわかりませんが、実際に作業ができなくなったら、「役割感」を得てもらうことは、もう無理なのでしょうか。

そんなことはありません。「お年寄りから知恵を借りる」という方法があります。

先にも書いたとおり、認知症の記憶障害には、〝新しい記憶から忘れていき、古い記憶は残っている〟という特徴があります。だから、認知症のお年寄りに質問すると、「さすが年の功！」と膝を打ってしまうようなアドバイスがもらえることもあるのです。

たとえばある日、デイで手土産の渡し方について話が盛りあがったことがありました。箱入りのお菓子をデパートで買うと、きれいに包装して紙袋に入れてくれます。ここでさらに「贈り物です」と伝えると、箱の数だけ紙袋がつくのが普通です。

「あれは、紙袋のまま渡すために余分にくれるんですよね？」

ある職員がこう言うと、「そうだと思う」という声も「違う気がする」という声も出て、どちらかわからなくなってしまいました。そこで、デイ利用者のマスエさん（81歳）に聞くことにしました。元は茶道の先生だった女性です。


「どちらが正しいマナーなんですか？」

と尋ねると、

「袋から出して渡すものよ」

とのこと。マスエさんによると、紙袋がなかった昔は、品物は何でも風呂敷に包んでいたそうですが、その時代でも風呂敷のまま渡す人はいなかったとか。今は紙袋が主流になっていますが、そもそも風呂敷や紙袋はゴミよけ・ホコリよけなので、

「そのまま渡すのは汚いし、失礼でしょう」

と指導されました。

マスエさんは、もう認知症で引退してしまいましたが、今でいうマナー講師の経験もある方です。茶道やマナーの話になるとシャキッと饒舌になり、勝手に話を続けることもありますが、作法やしきたりについてはよくマスエさんから教わっています。

彼女のように、デイのお年寄りはそれぞれ「生き字引」のようなところがあり、知っていること・経験したことは喜んで教えてくれるので助かります。

ある若い職員は、他の利用者に自分の結婚について真剣に相談していました。詳しい内容は聞いていませんが、なにやら話し込んだあと私のところに来て、

「相談にのってもらっちゃいました」

と喜んでいました。その女性は結婚で苦労されたようで、

「見た目や経歴なんかにだまされちゃダメ。気をつけないと、あたしみたいになるよ」

と、親身な助言を受けたようです。

◻︎ お年寄りの知恵は役に立つ

もうひとつ、事例を挙げましょう。デイサービスに通っているフサオさん（85歳）は、元板前。さすが料理を仕事にしていただけあって、

「あの店の菓子は、餡がいまいちだった」

「この店は刺身がうまかった。板前の腕が確かだからな」

と、あれこれ料理評をくり広げるような人でした。

さて、今となっては理由を忘れましたが、あるとき私は赤飯を炊きたいと思いました。でも、段取りがどうしても思い出せません。そこでフサオさんに、

「赤飯の炊き方、教えてください」

と頼んだところ、

「小豆を使っちゃダメだ。小豆はハラが割れる。ささげ豆を使うのがコツなんだ」

「ささげを茹でるときは、アルミ箔をくしゃくしゃっと丸めて、鍋のなかに入れるといい色が出るから、その水で炊くんだよ」

などなど、詳しくアドバイスしてくれるではありませんか。しかも、家に帰ってそれを

試してみると、本当にうまく炊けたのです。

それだけではありません。アドバイスをもらった1週間ほどあと、フサオさんが私に、

「どうだった、うまくいった？」

と、赤飯が炊けたかどうか聞いてきたのです。フサオさんの認知症は、決して軽くはありません。そんな認知症の人が、1週間も前のやりとりを覚えていたなんて！

認知症のある・なしを問わず、人は感情をともなう出来事は記憶しやすいと言われています。つまり、嬉しかったことや、逆にたいへん悲しかったことは、記憶障害がある人でも頭に残りやすいというわけです。フサオさんは〝教えてほしい〟と頼まれたのが嬉しかったので、その感覚が強く残っていたのかもしれません。

もちろん、いつもこのようにうまくいくとは限りません。相談してもその答えを覚えているかどうかわからないし、覚えていても、それが正しいかどうかわからないからです。だから、認知症の人に相談するとき、私は〝ダメでもともと〟のつもりでしています。

でも、尋ねてみると本当に助けられることが多々あるのは事実。また、ケアの一環と考えれば、正しい答えが得られなくたって構わないではありませんか。フサオさんのように喜んでもらえればいいわけですから。

というわけで私は（別に味をしめたわけではありませんが）その後もフサオさんに、料

理や昔のことなどを本気で相談することがあります。

その人の特技をつかんでおこう

おわかりいただけたでしょうか。

「助けてほしい」
「頼らせて」
「相談にのって」
「教えて」

こういった言葉で熱心に頼むこと、これが役割感を与える言葉かけです。

ただし、注意しなければならないことがあります。それは、頼む相手の特技をきちんと把握しておくことです。

たとえば、台所に立ったことがない男性に、料理をしてほしいと頼んだとしましょう。普通は顔をしかめてイヤがるのではないでしょうか。無理に引き受けてもらったとして、本人は「自分は役に立っている」という充実感が得られるでしょうか。おそらく結果は正反対で、「無理強いされた」と激怒するか、「役に立たなかった」と挫折感を与えてしまうに違いありません。

では、どうやったら特技を知ることができるのでしょう？　方法はいろいろあります。本人にそれとなく聞いてみてもいいし、あなたが介護職なら家族に尋ねてみるのもいいでしょう。もしくは、その人のかつての仕事から推測する方法もあります。

ここで大切なのは、先に書いた「華の時期」に着目すること。その時期のなかにこそ、お年寄りの特技が見つかるはずだからです。たとえば長年専業主婦だった女性なら、おそらく炊事・洗濯・縫い物あたりはできるでしょう。子育てを頑張った人なら、育児についていい知恵をお持ちかもしれません。

私の知っているある女性は、自家製スルメを作るのが得意でした。本人の教えるとおり作ってみたら、驚くほどおいしいものができました。そういった特技でもいいでしょうし、あるいは結婚していた人なら、男女関係や結婚について、何か自分の経験に基づいた意見を持っているかもしれません。

お年寄りが特技を披露したり助言している場面は、端から見ればお年寄りをこき使っているようであり、あるいは単に雑談しているだけのように映るでしょう。でも、少なくともそこに集中している間、本人は穏やかな時のなかにいるのです。

「ヨイショ」で持ち上げ「損」で釣る──「特別感」の言葉

自分は他の人と異なり、別格であるという感覚を、本書では「特別感」と呼ぶことにしますが、そのような感じを与える言葉としてまず挙げられるのは、「感謝」です。

前節で、お年寄りに役割を持ってもらおうと書きましたが、ただ知恵や力を借りるだけでは介護者の接し方としては不十分。終わったら必ず、お年寄りに厚くお礼を言いましょう。そうすることで、役割感の言葉に特別感という〝特典〟をつけられます。

感謝されることが少なくなったお年寄りにとって、「ありがとう」は「元気の種」です。〝歳をとって介護が必要になっても、人の役に立てた〟という手応えが、お年寄りの生きがいにつながるのです。

こういうケースがありました。長いこと小さな居酒屋で女将として働いてきたツネコさん（85歳）が、歳をとって認知症になり、デイサービスを利用することに。「洗い物の手伝いをするボランティア」という名目で来ていただくことにしました。

記憶障害があるのに、本人は「ボランティア」というのをよく覚えていて、デイサービ

スで昼ご飯が終わると必ず、

「皿は残しておいて。私が洗うから」

と言います。そこで実際に洗ってもらうと、どうしても洗い残しが出ます。でも、誰も止めたりしません。もう一度洗い直すのは私たちの役割ですが、ツネコさんが終わったところでスタッフが、

「ありがとうございました。助かりました」

と伝えると、

「どういたしまして」

と、パッと笑顔になり、あとはご機嫌です。〝感謝された〟という充実感が、デイサービスを居心地のいい場所にしているのは間違いないと思います。

このとき、親しげに接したほうがいいお年寄りなら、「サンキュー」はやりすぎにしても、**「ありがとう」**でいいでしょう。感謝の気持ちは十分、伝わります。

お年寄りをほめよう

ですが、感謝はまだまだ基本にすぎません。お年寄りがもっと喜ぶ接し方があります。

それはズバリ、「ほめる」。

みなさんにも、ほめられて嬉しかった経験はあるはずです。みんなが自分に注目してヨイショしてくれたら、有頂天にもなるでしょう。

逆に知らんぷりされて、まるで自分がいないみたいな扱いをされると、耐えがたく感じるものです。それでも、健康な人・若い人なら、ストレスに耐えて何とかやりすごせるかもしれません。

しかし、認知症の人は病気のせいで不安になっているので、私たち以上に耐えがたく感じています。だからこそ、介護者が意識的にお年寄りをほめる声かけをして、不安を和らげる必要があるのです。

と言っても、そう難しいことではありません。鞄にさげているキーホルダーをほめてもいいし、いつもかぶっている帽子をほめてもいいのです。何か嬉しそうにしていたら、それを話のタネにしてもいいでしょう。たとえば、

「今日のセーター、色がステキ！」
「そのブローチ、かわいいですね！」
「ネクタイがお似合い！」

といったような具合。とにかく何か「いいい！」と思える点を評価するのがポイントです。

◆

あるいは、容姿をほめると効果的かもしれません。トミオさん（78歳）の事例を紹介しましょう。この方は、ある有名な化粧品会社に勤めていた男性です。一人暮らしをしている彼の自宅を訪問すると、ドアを開けた途端、鼻が曲がりそうな悪臭が漂ってきました。

「こんにちは」

と呼びかけると、本人が出てきてくれましたが、便まみれの服には穴が開き、頭は〝野鳥の巣〟状態。失礼ながら、「汚い人」という表現がぴったりです。

彼の娘さんに話を聞くことができました。その際、昔の写真を拝見しましたが、背広をパリッと着こなす男前。芸能人に間違えられたこともあったとか。ところが、退職してからだんだん物忘れが出始めたそうです。

いちばん困ったのは入浴をイヤがること。風呂に入ってもらおうとすると、

「昨日入ったからいい」

「毎日入るとふやけちゃうよ」

と、屁理屈だけは達者。本人はしょっちゅう入っている〝つもり〟なのでしょう。

何とかなだめすかしてデイサービスに連れだしたものの、なかなか難しい人で、まともに会話もできない状態が続きました。馴染むのに時間がかかったのですが、あるとき入浴してもらえたので、ここぞとばかりに体を磨いたところ、さっぱり肌の二枚目が出てきま

した。

「本当の男前は、歳をとっても男前だ」

と、デイサービスのみんなで言い合ったほど。それだけでなく、実際に、

「俳優さんみたいねえ」

と言うと、

「素材がいいからさ」

と満面の笑み。汚かったときとはまるで別人です。体の汚れだけでなく、心の垢まで落とせたようで、何よりでした。次回、なかなか入浴してくれないときは、**「ちゃんとみがかないと、男前が台なしですよ！」**とでも言ってみましょうか。スムーズにお風呂へ入ってくれるかもしれません。同じ手は、見た目を気にする女性にも使えるのではないかと思います。

仕事で持ち上げてみる

たまたま美男子を例に挙げましたが、男女を問わずバリバリ仕事をしてきた人なら、そのあたりが「華の時期」にあたるので、ほめるポイントはすぐ見つかります。

たとえばタエさん（85歳）は、長年郵便局に勤めていた女性でした。離婚を経験しながらもめげずにコツコツと働き続けたそうで、

「私は家を2軒、建てたんだ」

「娘だけじゃないの！　孫まで私が大学に行かせてやったんだから」

「亭主なんか追いだしてやったわ」

と豪語する女性でした。このように自慢のポイントがはっきりしていたので、そこをうまくつかまえて、

「そうなんですか、家2軒なんてすごいですね！　1軒ほしいわ！」

「お孫さんまで！　頑張ったのねえ！」

「女手ひとつで、たいへんだったでしょう。あの時代に、すごいわねえ！」

と驚くと（実際、私は本当にすごいと思っていましたが）、そのたびにタエさんはご満悦でした。タエさんは正直、普段は気難しい人です。ところがこの話になると喜色満面。難しい顔が確実に緩むので、彼女の機嫌が悪くなると、

「家2軒の話聞かせて」

「お金の貯め方教えて」

と持ちかけることにしています。

〈世話の焼きすぎは NG〉

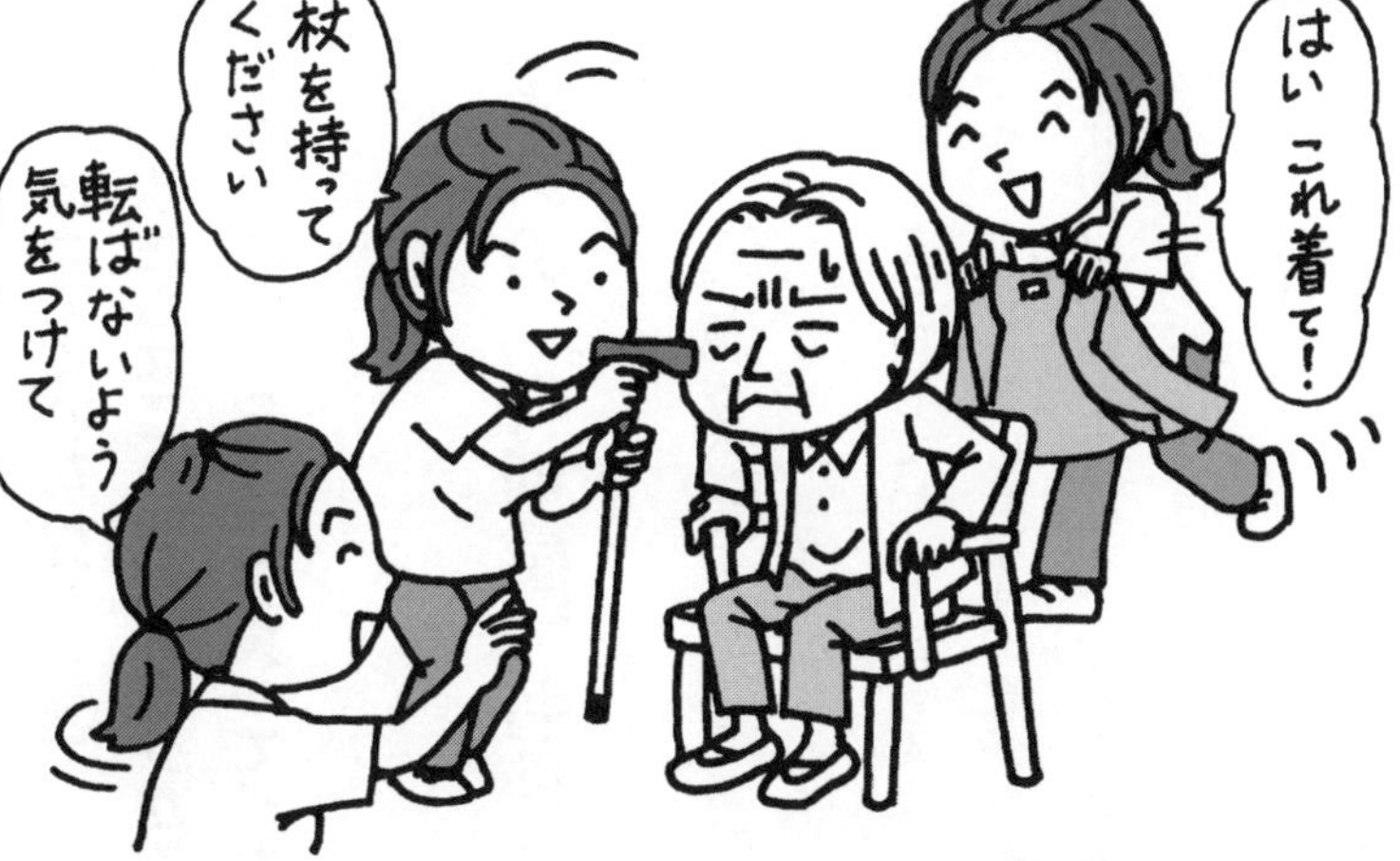
はい これ着て!
杖を持ってください
転ばないよう気をつけて

〈敬意を忘れずに〉

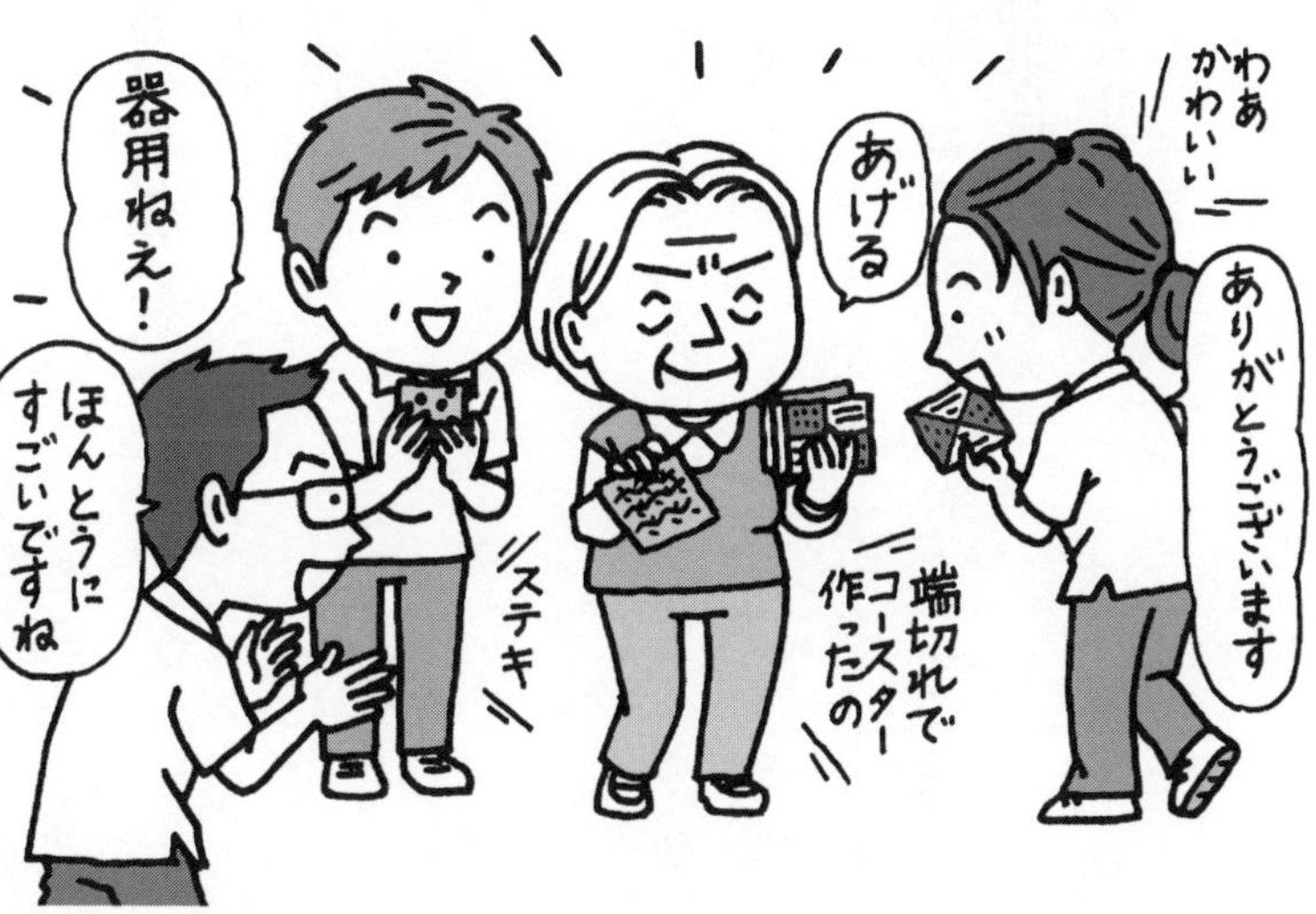
わあ かわいい
ありがとうございます
あげる
端切れでコースター作ったの
ステキ
器用ねえ!
ほんとうにすごいですね

お世話するばかりがいいとは限りません。お礼やほめ言葉で、認知症の人のプライドを尊重しましょう。

このような具体的なポイントが見つからなくとも、

「国を引っぱってくれたんですね」

「だから、私たちはこうやってラクができる。ありがとう」

「まさに企業戦士。日本を背負ってくれたのね」

こういう言葉は、とくにサラリーマンだった男性にはよく効きます。

マイナスの「特別感」も使える

「特別」というと、〝他の人にはないプラス〟を考える人が多いと思いますが、その逆で〝他の人にはないマイナス〟を強調する声かけも使えます。

デイサービスを利用しているミエさん（89歳）は、夫とともに小さな会社を経営して財をなした女性です。夫が亡くなり、息子さんが会社を継ぎましたが、しばらくすると認知症らしき症状が出始めたため、デイサービスの利用を開始しました。

しかし認知症ですから、自分がどこにいるかを忘れてしまい、

「そろそろ帰ります」

と、出ていこうとすることがあります。そんなときはたとえば、

「せめてご飯だけでも食べていきませんか？　**ミエさんのお宅は普通よりもいっぱい払ってるんですから損ですよ。取り戻さないと**」

と言うと、

「そうよねえ」

と、足を止めてくれます。あとはゆっくり世間話でもして、お茶やおやつに持ち込むか、あるいはお昼時なら本当に昼食にします。

この場合、「払っている」というのは、税金という意味でもあり、保険料という意味でもありますが、そこははっきりさせなくてもいいでしょう。ポイントは、〝損してますよ〟と伝えることです。誰だって、「自分だけ損してるけど、どうも取り戻せそうだ」と思えば誘いには乗ってくれるものです。

実際、80歳、90歳まで生きてきた人は、その間に多額の税金を納めてきたはずですし、介護保険料だって徴収されています。ちょっとサービスを導入すれば、お年寄りの生活はラクで楽しいものになるかもしれません。ところが導入しないせいで寂しく不便なままでいるとしたら、それはどう考えても損でしょう。その事実を指摘してあげればいいのです。

そう考えると、他にもこんな言い方ができます。

「昔、税金をいっぱい納めたのに。ここで取り戻さないと損しますよ」

「65歳以上の人向けの特別サービスだから。受けないと、もったいないですよ」

「介護」と聞くとイヤがるお年寄りも多いと聞きます。でも、「介護保険サービスを使わないとやっていけない」「もう自分たち家族だけでは支えきれない」というケースは少なくありません。困っている家族のみなさんは試しに言ってみてください。その話にすんなりのってくれるかもしれません。

とりあえず「そうよね」で丸くおさまる——「肯定感」の言葉

誰だってグチのひとつやふたつ、こぼした経験はあるでしょう。ところがお年寄りのなかには、章の冒頭に紹介したノブコさんのように、後ろ向きな内容の言葉を、くり返しくり返し口に出す人がいます。

「うつ」も認知症の症状のひとつだといわれますが、嘆きとともによく出てくるのが、自分の死を望む言葉。私もよく、「何かというと『死にたい』ばかり言うので、どうすればいいのかわからない」という、家族や介護職からの悩み相談を受けます。

悩んでいる人は、私のところに来るまでにたいてい、「そんなこと言わないで」とお年寄りを励ましたり「これからは、いいことがあるわよ」と力づける言葉をかけたりしているものですが、残念ながらたいした効果はありません。

人によっては、せっかくこちらが励まそうとしているのに、反応すらしないことがあります。結果、狭い空間のなか、暗い顔の人と四六時中一緒にいることになるので、どんなに優しい介護者でもウンザリしてしまうわけです。

「こんなはずじゃなかったよね」だけでいい

それでも熱心な介護者ならこんなとき、「とにかくお年寄りを外に連れだして、新しい生きがいを見つけてもらおう」とか、「励まして元気になってもらおう」と考えるかもしれません。素晴らしい志だと思います。効果が出ることもあるでしょう。

しかし、思ったことをいつでも実行に移せるとは限りません。介護の現場では、人手もお金も限りがあります。また、落ち込んでいる人に無理をさせてしまうおそれもあります。無理をさせて、かえって弱らせてしまっては、まさしく「骨折り損のくたびれ儲け」。

無理は禁物です。むしろ介護者はまず、「生きることに疲れたのかな?」と考えて、受け止めてください。そして、

「そう。そんな気持ちなんですね」
「こんなはずじゃなかったものね」
「死にたい気持ちにもなりますよね」
「人生イヤになりますよね」

と肯定しましょう。さらに加えて、

「でも私は、××さん好きだから、いなくなったら寂しいな」

と伝えてみてください。不満があり、つらいことがあるからガックリきているのです。そうした気持ちを肯定し受容する、それが明るさを取り戻してもらう第一歩です。

今の気持ちを受け止めてあげると、お年寄りは、「昔はよかったのよ」と回想に浸り始めることもあります。

私の知っているランコ（蘭子）さん（80歳）という女性は、「昔はね、私の名前が女優みたいだからって、男の人からしょっちゅう『ランコ、ランコ』って呼ばれてたのよ」

と思い出を語り始めたので（これは特別感の言葉かけでもありますが）、

「モテたのねえ」

と言うと、

「それほどでもないわよ」

と、まんざらでもない様子で目を細めていました。本人の思いを肯定し、人生を肯定することで、少し明るい気持ちになってもらえた事例です。

「姿勢」だけでも示そう

認知症は忘れる病気ですから、上手に肯定の気持ちを伝えても、たいていの人は言われたことを忘れてしまいます。それでも、〝受容していますよ〟と伝わるような言葉を発信すること、その点に「肯定感」の言葉かけのポイントがあります。

ここでちょっと考えてみてください。誰でも歳をとれば、体力が落ち、持病のひとつも抱え、膝や腰が痛くなり……と、不自由だらけになります。加えて認知症になれば、できないことが増え、わからないことも多くなり、不安のなかで過ごすことになります。そしてついには住み慣れた家を離れ、施設に入ることになり――と、こういう「最期の時」を生きねばならないお年寄りもいるわけです。

もちろん、死ぬまで健康にも家族にも恵まれる幸運な人もいるでしょうが、そんな「円満型老人」はごく少数。日々なにかしらつらい思いをして生きているお年寄りが、「早く死にたい」と思うのも、無理はありません。私の提案する言葉かけは、その〝無理もない〟という思いを素直に表現したにすぎません。

「それはつらいね」
「そんなことがあったら、死にたくもなりますよね」

という、おおざっぱな表現でいいのです。お年寄りの悩みやつらさには、いろいろな記憶や感情が絡み合っていて、割り切れるものではありません。本人にだって、取り返しがつかないことはわかっているのです。具体的に理解して解決しようとするのではなく、漠然と〝気持ちはわかる〟と相手に伝われば十分だと思います。

励ますつもりで「そんなこと言わないで」などと言うと、本人は「自分のことをわかってくれていない」と感じるかもしれません。また、励ますにはエネルギーが必要ですから、介護者も疲れます。無理して力づけようとすれば言葉がウソっぽくなってしまい、お年寄りにもそれが伝わるので、励ましの言葉は効果を失ってしまうのです。

このようなわけで、否定的な言葉がくり返される場合に、介護者が認知症の人の気持ちを何とか押し上げよう・変えよう・明るくしようとするのはお勧めできません。

むしろ、認知症の人の揺れ動く気持ちにそって、介護者も一緒に揺れ動いてみるのがいいと思っています。それこそが、「寄り添う」ということではないでしょうか。

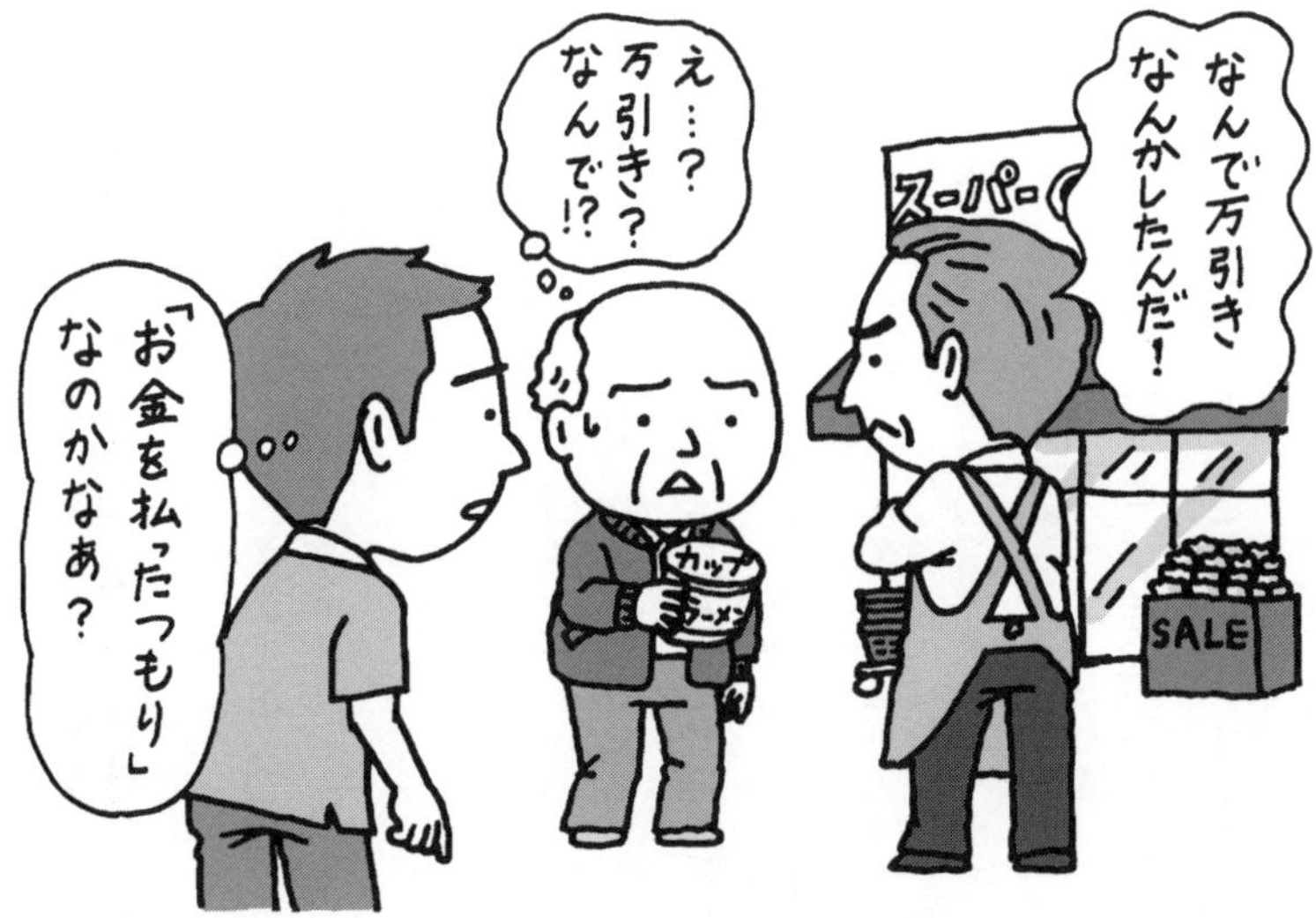
スーパー
なんで万引きなんかしたんだ！
え…？万引き？なんで!?
「お金を払ったつもり」なのかなあ？
SALE

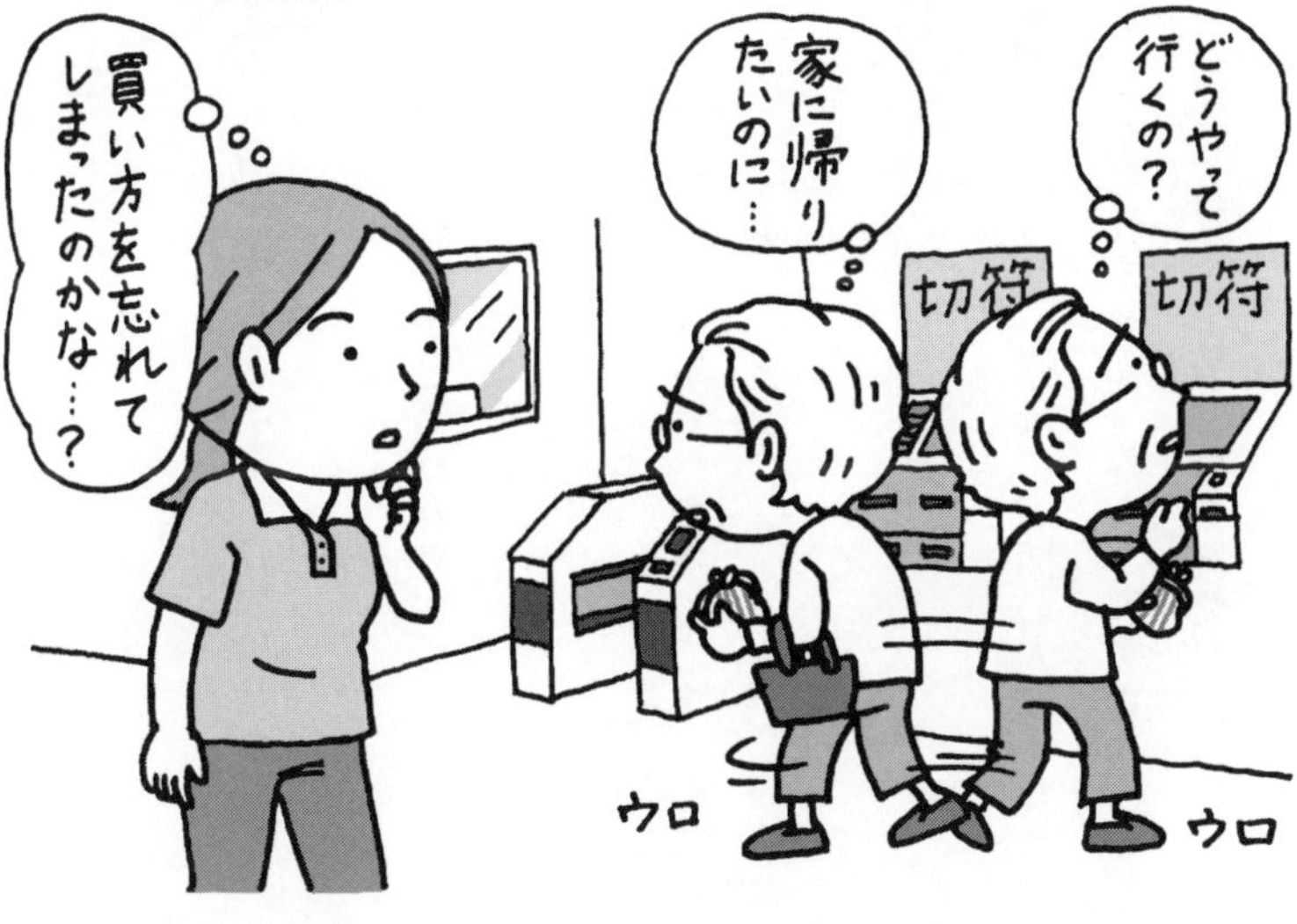
切符
切符
どうやって行くの？
家に帰りたいのに…
買い方を忘れてしまったのかな…？
ウロ
ウロ

お年寄りの行動だけに目を向けるのではなく、その背景にある「気持ち」に思いを馳せてみましょう。それが寄り添うための第一歩です。

「死にたい」が本心でないことも

念のために付け加えておきますが、「死にたい」と口にする人が本当に死にたがっているとは限らないものです。

たとえばデイで、しきりに「早くおむかえが来ないかねえ」と言う女性がいました。一日が終わり、デイの終了時、その女性に、

「明日は○時×分、おむかえに行きます」

と、デイの送迎時刻を伝えました。日課として行っている利用者への連絡です。ところが本人には、これがどうも〝あの世からのおむかえ〟と重なったらしく、

「ええっ⁉　おむかえなんていりません！」

と、大変なイヤがりようでした。

でもまあ、このくらいなら笑い話のうち。彼女の「死にたい」は、周囲の人に「甘えたい」「かまってほしい」という気持ちの表現なのかもしれません。みなさんもこんなお年寄りと接する機会があることと思いますが、ときには「お疲れさま」の気持ちを込めて「そうよねえ」と受け入れてあげてください。

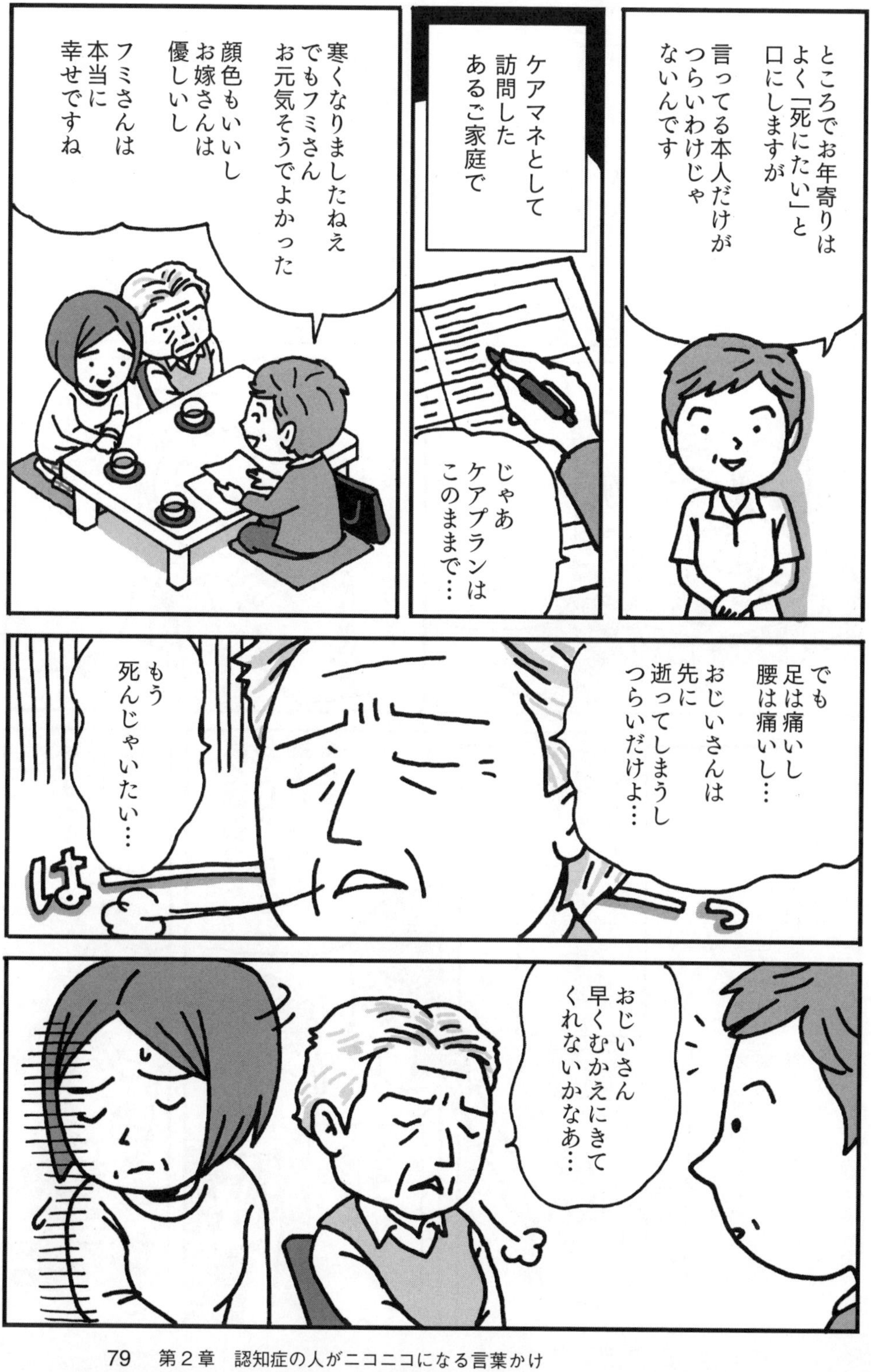
ところでお年寄りはよく「死にたい」と口にしますが
言ってる本人だけがつらいわけじゃないんです
ケアマネとして訪問したあるご家庭で
じゃあケアプランはこのままで…
寒くなりましたねえでもフミさんお元気そうでよかった
顔色もいいしお嫁さんは優しいしフミさんは本当に幸せですね
でも足は痛いし腰は痛いし…
おじいさんは先に逝ってしまうしつらいだけよ…
もう死んじゃいたい…
は
おじいさん早くむかえにきてくれないかなあ…

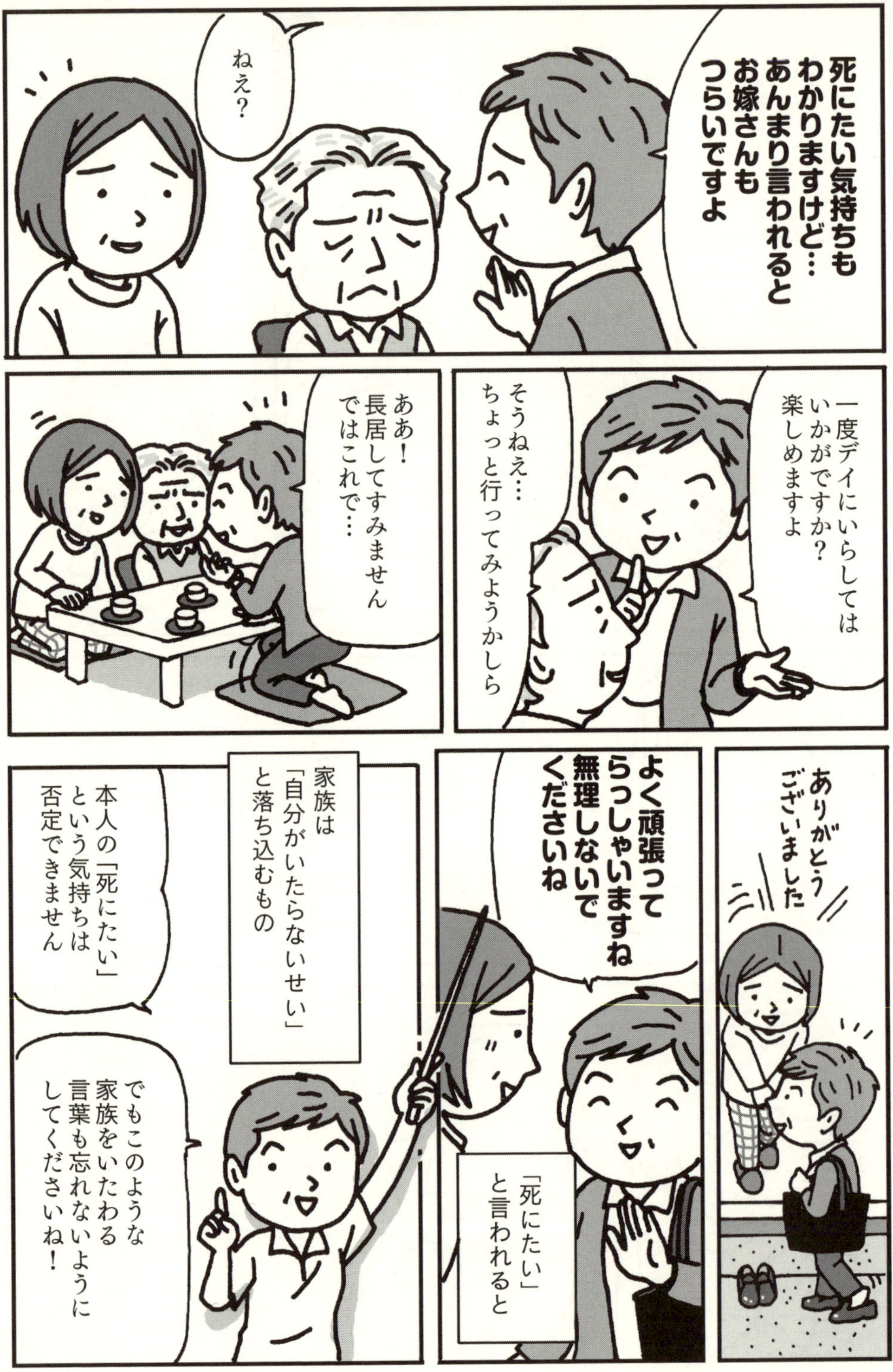
死にたい気持ちもわかりますけど…あんまり言われるとお嫁さんもつらいですよ
ねえ？
一度デイにいらしてはいかがですか？楽しめますよ
そうねえ…ちょっと行ってみようかしら
ああ！長居してすみませんではこれで…
ありがとうございました
よく頑張ってらっしゃいますね無理しないでくださいね
「死にたい」と言われると
家族は「自分がいたらないせい」と落ち込むもの
本人の「死にたい」という気持ちは否定できません
でもこのような家族をいたわる言葉も忘れないようにしてくださいね！

第3章

言葉かけの機会と効果を増やす
──「引き算」を覚えましょう

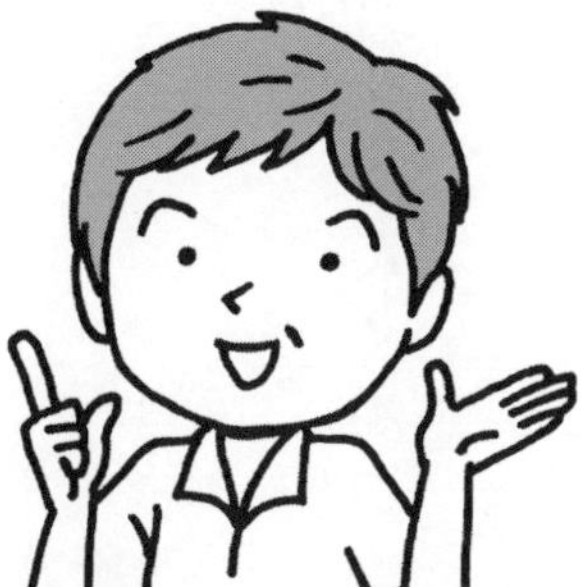

「足し算」の発想をやめてみよう

前の章で私は、認知症のお年寄りから明るい表情を引きだすためには、3つの「感所」をふまえた言葉かけが大切だと書きました。そのような言葉かけに抵抗を感じる人もいるのではないでしょうか。たとえば……、

介護職「片マヒで認知症、言葉が出ない男性。身寄りがないから、サラリーマンだったということくらいしか、わからないんですよねえ」

家族「認知症になってからすっかり怒りっぽくなって……。うちのおばあちゃんをほめろ、って言われても無理ですよ」

気持ちはよくわかります。

ここで、本書の冒頭で説明した、「足し算の世界」「引き算の世界」のことを思い出してください。前章で紹介したのはいわば、私たちの「足し算の世界」基準でする言葉かけでした。

ところが認知症の人は、「足し算」基準では〝何もできない人〟〝やっかいな人〟というレッテルを貼られがちです。介護者が「言葉をかけにくい」と感じるのも、無理はありま

記号の意味 ≫ 清潔を保持　医療・介護へ　安心　気分を変える　妄想に対応　笑いで解決

せん（もっとも、「介護者が〝何もできない〟〝やっかいだ〟と思い込んでいるだけ」のことも多いのですが……）。

困ったときは思い切って「足し算」の発想を捨て、認知症の人がいる「引き算の世界」に合わせた言葉かけをしてみてください。それが「引き算する」ということですが、一体どういうことでしょうか。順を追って説明しましょう。

認知症の人の世界を「受け入れる」言葉かけ

たとえば本書冒頭の漫画に登場した、認知症の男性を思い出してみましょう。つい5分前にご飯を食べ終わったのに、「食べてない。メシはまだか」と言って、妻をイラッとさせた人です。

もちろんこれは、「忘れる」という認知症の症状によって引き起こされていること。ですが、本人にとっては〝ご飯を食べていない〟ことが事実なのです。食べた記憶が失われ、脳が「食べていない」と判断しているからです。

だからもし、介護者が「えっ？　さっき食べたばかりじゃない！」と、「足し算」で反応すると、この男性は、

「えっ、何か変だぞ？」

と不安になったり、

「飢え死にさせる気か！」

と怒ったり、取り乱したりするかもしれません。

この場合は、認知症の人の現実をいったん受け入れて、

「今作ってるから、ちょっと待って」

と答えてあげればいいのです。

言うまでもありませんが、本当にご飯を作る必要はありません。その意味では「作ってる」というのはウソになるわけですが、認知症の人は「そうか。待っていよう」と納得し、安心して落ち着いてくれるのです。まさに「ウソも方便」で、このような対応を私は「引き算する」と呼んでいます。

つまり「引き算する」とは、〝認知症の人の見ている現実〟に合わせた声かけをすることであり、〝どうぞおやりなさい〟と、言葉のうえで言動を肯定する、ということなのです。

「引き算」は認知症の人を「守る」手段

「でも、ウソなんかついていいの？」――そんな驚きの声が聞こえてきそうですが、認知症は「忘れる病気」ですから、しばらくすると、自分が「メシはまだか」と言ったこと自体を忘れてしまいます。

出来事を丸ごと忘れてしまうのが、認知症の記憶障害の特徴です。だから、「引き算」をしても、認知症の人はやがて、その出来事自体を忘れてしまうのです。実際、私は介護の現場で日々、この「引き算」を使ってきましたが、問題が起こったことはありませんでした。

それでも、引き算とは平たく言えばウソ。実行するのに後ろめたさを感じる人もいれば、「よくないことだ」と言う人もいます。また、「長年、認知症の介護をしてきて、自分なりの方法があるから使わない」という家族もいました。

誤解してほしくないのですが、私は「認知症の人にはウソしか通じない」とか、「だまして適当にあしらえばいい」と言っているわけではありません。手段のひとつとして覚えておいてほしいのです。

認知症というのは不思議な病気で、正論が通用することもあります。でも私の経験では、本人に事実を伝えても何も解決しないケースのほうが圧倒的に多いのです。解決しないどころか、認知症の人と介護者が対立してしまうこともめずらしくありません。そんな状態で介護などできるでしょうか?

認知症介護では、「何となく平和」で、誰も傷つかない環境が整うのがいちばんだと、私は思います。平和でなければ、人は楽しんだり、落ち着いたり、笑ったりなどできません。

では、「何となく平和」な環境は、どのようにすれば作れるのでしょう? 私は、

認知症の人を守ること

によってできると思います。何から守るのでしょうか。昨今話題になっている虐待からでしょうか。それとも各種の詐欺からでしょうか。

それもありますが、結局のところ私は、〝認知症の人を不安から守る〟こと、つまり不安を取り除いてあげることがいちばん大事だと思っています。

認知症の人の不安が減って落ち着けば、家族の不安も減ります。介護職も支援しやすくなるでしょう。こうして、

みんなが平和に過ごせる

状態になっていくのです。冒頭にも書きましたが、認知症の人は、自分の見ている現実と一致しない反応が周囲から返ってくると、「否定された」と思って混乱します。不安になるのです。そうであれば、ときには認知症の人に合わせて、「事実ではないこと」を伝えてもいいのではないでしょうか。それが、私がお勧めする「引き算」なのです。

3つの「感」+「引き算」で言葉かけが豊かに

この「引き算」に、第2章で紹介した3つの感所、すなわち役割感・特別感・肯定感を組み合わせると、さまざまな言葉かけができるようになります。

●役割感の引き算

認知症のお年寄りがいます。家族には仕事があります。だから、昼間はどうしてもデイサービスに行ってほしいもの。ところが利用を提案するとお年寄りは、「なに、デイサービス⁉　そんな年寄りだらけのところ、誰が行くか!」と怒りだしてしまう——介護者なら誰でも一度くらい、こんなことで困った経験があるはずです。たとえばこういうときに役立つのが、「役割感の引き算」です。

認知症のお年寄りは、子育てを卒業したり仕事を退いていて、余るほど時間があります。そういう人に、引き算で役割を作ってあげると、たいていの人は喜んでデイサービスに行ってくれます。

たとえば、現役時代は質屋を営んでいたトヨコさん(82歳)。お金を数えるのが大好きな女性でしたが、認知症のようだと家族から相談があり、デイサービスに誘うため自宅を訪問しました。私とは初対面のため、なぜ見知らぬ人が家に来るのかと、本人は怪訝《けげん》な顔をしています。

トヨコさんの前職については事前に聞いていたので、私は、

「今度、お年寄りの施設でバザーをするので、品物の値踏みをしていただけませんか?」

とお願いしてみました。すると、「長年やっていた仕事が役立つなら、それくらいいいよ」と、明るい返事。こわばった表情だったのが、ふっといい顔つきに変わりました。

初日は全職員で「バザーの商品の値踏みに来ていただいたトヨコさん」としておむかえしました。でも、デイサービスに来る理由が重要なのは初日だけ。たいていの人は、デイに来た理由を忘れてしまい、楽しい雰囲気の輪にすぐ溶け込みます。

トヨコさんもそうでした。彼女は質屋時代に経験したことをくり返し話しますが、周囲の利用者は忘れてしまうので、毎回感心して聞いてくれます。それなりに楽しんでもらえて、ホッとしました。

トヨコさんのように上手に誘導できれば、言うことはありません。ポイントは、生きざまをふまえて役割を提案すること。とりわけ、その人の「華」が活かせそうな役割を、ボ

ランティア名目で依頼できれば理想的です。

似た事例はいろいろあるので、後の章にまとめますが、

「ただ働きでは申し訳ないから、送迎と昼食くらいはつけさせてください」

とへりくだってお願いするのも大切です。こちらが下手《したで》に出ることでお年寄りに特別感を得てもらえるため、言葉かけの効果倍増。外出、食事、入浴……など、さまざまなサービスにつなげていけるのも、いいところです。

◆

ちなみに、役割を提供するのではなく、役割を引き取る「引き算」もあります。

認知症のお年寄りのなかには、トイレを台所の洗い場と勘違いして食器を洗おうとする人がいます。ミネコさん（78歳）もそんなひとりでした。デイでの出来事です。ある日の昼食後、ミネコさんが、食べ終わった自分のお膳を下げようとします。お盆の上には、食器のなかに味噌汁とご飯が少しだけ残っています。

手伝うと怒るので、職員は静かに見守っていました。するとミネコさん、キッチンにくるりと背を向けて、お盆をトイレに持っていくではありませんか。残り物を便器に流そうと考えている様子でした。

このとき職員が、スッとミネコさんに近寄ります。そして一言、

「あら、もったいない、うちの猫にいただくわ」

すると、「そうね」と答えたミネコさん、納得顔でお盆を渡してくれました。

もちろん、残飯を猫に与えることはありません。これは引き算ですが、物を大事にする昔の人には**「もったいない」**という言葉が効くのです。

長年主婦をやってきたミネコさんには、洋式便器が洗濯用の「たらい」や台所の流しに見えるのかもしれません。認知症のため、そのときによって見え方は異なると思います。残り物を流してしまう前に声かけする必要があるので、この「もったいない」はタイミング次第の引き算ではありますが、役に立つ機会があるかもしれません。

タイミングといえば、「何とか引き算で解決したいが、どうしても適当な役割が思いつかない」という場合もあることと思います。そういうときはたとえば、

「さっきぶつけたの。タンコブできてない？」

と言いながら頭を指さして、**「後ろに目がないので心配」**と続けてはどうでしょう。お年寄りが「どれどれ」と見てくれたところでお礼を言えば、「ありがとうの種まき」になります。

●特別感の引き算

「父親がどうやら認知症みたいなんですけど、どうしても医者に行かないんです。『病院

に行こう』と言うと、『俺はどこも悪くない！』『ボケてなんかいない！』と激怒するので、手を焼いています」

私は家族から、こういう相談を何度受けたかわかりません。認知症は、根治できないとはいえ進行を遅らせる薬はあるわけですし、何より受診をきっかけに、医療・介護とつながることができます。その意味で、医師に早期にかかるのは大切なことです。

ところが、お年寄りはなかなか腰を上げてくれないもの。そんなとき役に立つのが、「特別感の引き算」です。たとえばショートステイに誘うときに使った引き算の例をご紹介しましょう。

カンジさん（82歳）は認知症の妻ケイコさん（80歳）を献身的に看ています。いわゆる老老介護ですが、心臓の検査のため、カンジさんが入院することになりました。

「その間、何とかショートステイに妻を預けたいんですが……」

という相談。ケイコさんはデイサービスには慣れていましたが、泊まりのサービスを使うのは初めてで、本人が不安がらないか気がかりだ、とのことでした。

そこで私は、ケイコさんが信頼している主治医「ササキ先生」の名前を使うことにしました。

「ササキ先生がケイコさんに特別な宿を予約してくれましたよ。『ケイコさんは

働き者だから、たまにはゆっくり休んでください』って」

他の人のケースですが、

「先生が『別荘をお使いください』って、特別におっしゃってますよ」

と引き算したこともあります。

もちろん、医師が自らショートステイを手配したり別荘を患者に提供するなんて、まずあり得ないことですが、本人は、

「先生も心配してくれているのねえ」

と嬉しそうでした。特別感の引き算はこのような具合ですが、キーワードになるものをざっと書きだすと、

「無料」

「タダ」

「○○さんだけなんだって」

「エコヒイキしてる」

といったところでしょうか。ストレートに**「特別」**という言葉を使ってもいいでしょう。認知症のお年寄りに限らず、誰でも「タダ」という言葉には弱いもの。「あなただけに特別ご奉仕！」なんて言われて、つい買っちゃった……、そんな経験、みなさんにもある

のではないでしょうか？　そういう心の動きを上手に使うのです。

オドオドと言うのではなく、いかにも〝今だけのサービスです！／御利益がありますよ！〟という身振り・手振りで、もっともらしく引き算しましょう。

認知症の人に効く最上の「ヨイショ」

デイサービスにつながったあとも、同じような「特別感」の引き算が役に立ちます。こんなケースがありました。いつも「息子が財産を狙っている」とグチるヨシノさん（81歳）。難しい顔をしているので、みな彼女を避けて通るほど。せっかくデイサービスにいるのに、あまり楽しそうではありません。こういう人には、どのような言葉をかければいいでしょうか。

ヨシノさんは、たまたまヘアスタイルが私と同じベリーショートでした。そこで近くに寄って、

「見て見て！」

と頭を見せて、

「あんまりステキだったから、私、ヨシノさんの真似しちゃった！」

と言葉をかけたところ、

「あら」

と笑みがこぼれました。そして、「このヘアスタイルは、しょっちゅうカットしなきゃいけないし、お金も時間もかかって大変よ」とヨシノさん。ヘア談義で盛り上がりました。

私はヨシノさんと出会う前からベリーショートでした。つまり〝同じ髪型にした〟は「引き算」です。認知症なので、時間がたつとほめられたことを忘れてしまうのですが、この言葉でたいていご機嫌になってくれるので助かりました。

髪型に限らず、**「真似をした」**は最上級の〝ヨイショ〟になるので、覚えておくと便利です。

●肯定感の引き算――怒りや不穏から気を逸らしたいときに

つらい立場におかれた人は鬱々とした気持ちをため込みがちですが、認知症のお年寄りもそうです。ため込まれたマイナスの気持ちが時に不穏（落ち着かない状態）を招いたり、怒りに変化して、本人ばかりか介護者まで傷つけてしまうことがあります。

また、「せん妄」という症状もあります。これは病気などが原因で一時的に意識が強く混乱した状態のこと。認知症の人に起こりやすいと言われています。

せん妄を起こしたお年寄りには、「支離滅裂なことを言う」「顔つきが険しくなる」「目が据わる」「暴れる」といった行動が出ます。あくまで一時的なもので、せん妄が治まったあと、本人にはそのときの記憶は（ほとんど）残っていないそうです。例を挙げましょう。

ミソノさん（83歳）は、結婚生活に恵まれなかった女性です。後妻に入ったものの、夫の連れ子（娘）に遠ざけられます。その娘が結婚して家を離れたと思ったら、ある日離婚して戻ってきたとか。そうこうしているうちに夫は亡くなり、自分は認知症に。

このミソノさんにある日、せん妄が起こります。「ここは私の家だ、みんな出ていけ！」と叫んだかと思うと、「絶対守るぞ！」と続けます。さらに「トシコ、出てこい！」と連れ子の名を大声で呼んだあと、突然座り込んでしまいました。この瞬間、せん妄から覚めたようです。せん妄が起こっている間、周囲の人は二転三転するミソノさんの豹変ぶりに驚き、呆然としていたそうです。

「親戚の目はうるさいし、離婚した娘は子連れで戻ってくるし――。それで『自分は追いだされるかもしれない』と思ったのかもしれません」

たまたま居合わせたミソノさんの親族のひとりが、後日、消え入りそうな声でこう私に教えてくれました。

急いで付け加えておきますが、せん妄を起こしたら誰もがこんなに暴れるわけではありません。また、誰かを攻撃したいわけでもありません。本人にはコントロールしようのない「症状」なのです。

また、「介護者の身が危険だ」という人がいるかもしれませんが、危険なのはむしろ、せん妄状態にある認知症の人のほうなのです。少し距離を置きさえすれば、介護者に実害が及ぶことはありません。ところが本人のほうは、取り乱した拍子に転倒したり、何かに体をぶつけてケガをするかもしれないからです。

だから私は、認知症の人がせん妄状態にあるときは、

・声はかけず、目と気をかける

・危険なものは排除し、見守る

がケアの基本だと、職員や家族に助言しています。止めようとするのは、火に油を注ぐようなもの。巻き込まれないように少し離れて見守り、本人がケガをしないよう注意を払いましょう、ということです。

せん妄を予防する言葉かけ

とはいえ、怒りやせん妄が介護者の悩みの種になるのは事実。未然に防げれば、それに

こしたことはありません。どうすればいいでしょうか。まずは「急激な環境変化（引っ越し、入院など）を避ける」「十分に栄養補給をする」「脱水を予防する」などのケアが挙げられます。これらについてはもうご存じの方が多いでしょう。私も前著でその大切さを指摘しましたのでくり返しません。問題は不安が怒りに変わりつつある瞬間や、混乱が今にも起こりそうなときにどうするか、です。

「怒らないで」などと足し算をしても、効果はありません。そういった場面で役に立つのは、やはり引き算。たとえば、こんなとき。

鹿児島出身のススムさん（77歳）。地元は毎年有名なお祭りが開催されるところだそうです。とにかく郷土愛の強い方で、今でも標準語は苦手。でも朗らかで男前なので、デイではみんなに好かれていました。

しかし認知症のためか、落ち着かなくなるときがあります。不穏を察知したら、私は彼にこう話しかけることにしています。

「ねえねえ、昨日、○○祭りに行ってきたよ」

すると、

「え？　どうだった？」

と気が逸《そ》れます。そして、

「あの神輿がすごいだろ。毎年あれを見て大きくなったんだよ」

と懐かしそうな顔に。「○○祭り」は、ススムさんの地元で行われているお祭りのことですが、そこに参加したというのは、もちろん「引き算」。でも、本当に行ったかどうかは問題ではありません。チクチクした気分から、少し目を逸らすきっかけができれば、それでいいのです。


あるいは、その人の「華」に目を向ける方法もあります。戦時中、零戦のパイロットだったというある男性は、出撃のときに当時の恋人の自宅上空を飛んだと言います。生きて帰れないと思ったので、別れを告げたつもりだったとか。その後、

「運良く生き残ったけど、戦争が終わって帰ってきたら、別の男と結婚してたんだよ」

と、ドラマのような悲恋に終わるのですが、彼にとっては忘れられない出来事なのでしょう、この話を私たちにくり返し聞かせてくれました。私たちもこの話が好きなので、この男性がススムさんのように不穏になりかかっていたら、

「ねえねえ、あの話、また聞かせて」

と、隣に座っておねだりすると、また遠い目をして語ってくれます。このような〝鉄板ネタ〟があるなら、ぜひうまく使ってください。いずれにしても、

気分を変えること、気を逸らすこと

それがポイント。不穏を否定したり抑えつけたりせず、寄り添って、いいほうへ気を逃がすのです。

怒ってしまったときはどうするか

認知症の人が怒りで我を忘れそうになると、言葉が届きにくくなることもありますが、それでも方法はあります。

元サラリーマンで、とりわけ強い不穏が出がちな男性がいました。あるとき、彼がブツブツ言っているので聞き耳を立てると、「クビにしやがって」と悔しそうです。顔を見ると目が据わっていて、このままでは、せん妄のスイッチが入りかねない感じでした。

私やデイの職員がお年寄りに関わるときは、必ずその人の「生きざま」を頭に入れておきます。この男性は「三度の飯よりカフェイン」と豪語するほどのコーヒー好き。そのことを私は、家族から聞いて把握していました。

そこで少しでも気が変わればと思い、**彼の大好きなコーヒーを、香りが立つよう濃いめにいれて差しだしたのです。**それだけで目つきがニコッと柔らかくなり、こちらもニコッと返して一件落着となりました。

すっかり怒りだしてしまったときでも、こんな方法で落ち着いてもらったことがあります。前著でも触れたケースですが、小樽出身のスズコさん（73歳）。デイのフロアを怒りにまかせて歩き回っています。足早に歩くので転倒も心配ですが、付近のものを力まかせに殴りつけたりするので、ケガも心配な状況でした。

私はしばらく黙って、歩き回るのを遠巻きに見守っていました。そのあと頃合いを見て、ぐるぐる回るスズコさんの、そのほんの少し内側をついて歩くようにしました。様子をうかがいながら、さらにスズコさんの近くへ寄ります。そして、

「昨日、小樽へ行ってきたのよ」

と声をかけました。するとスズコさんは足を止め、「ホント?」と顔の険しさがとれました。あとは小樽をネタに雑談に持ち込み、徐々に落ち着いてもらうことができたのです。

スズコさんくらい怒りが進んでしまった場合、本当は前に書いたとおり、距離を置いて「目と気だけ」かけるようにしたほうがいいのです。しかし、このケースでは私はあえて介入しました。その理由は、

・緊急性があったため（本人がケガをしたり、他の利用者に害が及ぶのを避けたかった）
・スズコさんは前を見据えて歩いていたが、私が近づいたのがわかっても、顔色を変えなかった。そこで、私の声（引き算）が耳に届く余地があると判断した

・引き算が通じれば足を止めてくれる。通じなければそのまま歩き続けるか怒るかもしれないが、そのときは一度退けば、状況が悪化することはない

と予測できたからです。また、ハッとさせないために名前を呼ばず、シンプルに、スズコさんがひっかかりそうな話題だけを、ごく静かに投げかけたのがポイントです。

その意味でこの方法は、平素からスズコさんのことをよく知っていて、引き算を使い慣れた人にしかできない〝離れ業〟といえるでしょう。ですから、「すぐ実践してみてください」とお勧めはできないのですが、参考までに詳しく紹介しました。

できるだけ、さっきの「コーヒー好きの元サラリーマン」くらいの状態で気づいて、気分を変える引き算をしたほうがいいでしょう。何度も書きますが、「パッと気分を変えてあげる」というのが、この種の引き算のポイントです。

引き算で関係づくり

引き算が認知症の人の不安をしずめるいい方法だと、納得していただけたでしょうか。不安がとれ落ち着くことは、それ自体いいことですが、〝納得してもらえた〟〝平和になった〟という実績が積み上がっていくと、もうひとついいことがあります。

それは、

介護者とお年寄りの間に信頼関係が生まれること。

引き算がうまくいけば、介護者の心にも自然に、「この人を大切にしよう／守ろう」という気持ちが芽生えます。一方、認知症の人は、言葉そのものは忘れてしまいますが、〝納得してホッとした〟という感覚が残るのです。

介護者の気持ちと認知症の人の経験が一致すれば、介護現場（家庭や事業所）の雰囲気は、きっと平和になっていくことでしょう。この意味で引き算は、いわば「信頼関係の種まき」でもあるのです。

●老健での出会い

信頼関係という意味では、今も私の心に残っている人がいます。もう10年以上前、ある老人保健施設（老健）で担当させていただいたトモキさん（73歳）。その老健には、10日ばかり研修でお世話になっただけですが、私には忘れられない時間となりました。

トモキさんは、私が出会った時点ですでに「重度のアルツハイマー病」と診断されていました。いわゆる〝問題行動〟の多い人で、老健の職員は手を焼いているとのこと。背は高くスマートで、一見男前でしたが、頭はフケだらけで無精ひげ。爪の間は真っ黒で、何日もお風呂に入ってないことが一目でわかりました。認知症の人は風呂嫌いになる傾向が強く、私は「万年不潔症候群」と呼んでいますが、まさにその状態です。

ただ、排泄はひとりでできるようでした。きちんと拭けているかどうかは不明でしたが、臭いがしないところをみると、さしあたりOKということでしょう。

私は何となくトモキさんに関心が湧き、せっかく研修に来たのだから、ということで、申し出て担当させてもらうことにしました。

生育歴を知るため、お願いして個人ファイルを見せてもらいましたが、記されていたのは5～6行の簡単な情報のみ。元の職業すらわかりません。人ひとり預かるのに、たったこれだけの情報で済ませるとは――……。驚いてしまいましたが、ともかくこんな〝ゼロ状態〟から、トモキさんのケアはスタートしました。

●話さないトモキさん

初日、トモキさんに、

「お世話係をさせていただきます」

と挨拶をしたのですが、無反応。しかし、イヤそうな素振りは見られなかったので、前向きにとらえて関わることにしました。

それでも、目つきは険しく、ほとんど口を利きません。コミュニケーションは体を使ったサインのみ。こちらが声をかけて、「イエス」なら首を縦に振り、「ノー」なら首を横に振る。そして「ＯＫ」なら親指を立てる。そんなことをくり返し、ゆっくり時間をかけて少しずつ、トモキさんのことを把握していきました。

たとえば、トモキさんは「了解」と思ったときに親指を立てて押しだします。そこから、〈これは彼が現役のころ、ちょっと洒落た若者が使うサインだったはず。ということは、それなりにハイセンスな環境にいたのか〉

というふうに推測できます。そうやって推測を重ねて、元は車関係の仕事に就いていたらしい、ということも見当がつきました。職員の情報では、トモキさんは「外車のセールスマン」だったそうですが、私が積み重ねた推理と照らし合わせると、合点がいきます。

2日目。コミュニケーションをとろうとしたのがよかったのか、この日あたりから、顔の険しさが消え始めました。

3日目くらいから「おはようございます」と声をかけると、少しだけうなずくようにもなりました。

4日目あたりから、私のことを意識してくれるようになりました。おやつの時間、席に着いたら自分の横を空けて、私に「ここに座れ」とでも言いたげな視線を送ってきます。

こちらも嬉しくなり、座らせてもらいました。満足気におやつを頬張る横顔を眺めながら、彼に話しかけましたが返事はありません。でも、「おいしそうねえ」「こぼさないでね」など声をかけ続けました。

この老健では、食事やおやつの時間以外は何もやることがなく自由です。週に1回か2回、昼下がりにイベントがあるだけで、それ以外は自室のベッドに横たわる人が多いところでした。少数ながら、廊下を歩き回る人もいます。

あるとき、トモキさんが廊下を行ったり来たりしていました。見ていると彼は、手にしていた紙ゴミを丸めて床に捨てたのです。すかさず後ろから「トモキさん、そこに捨ててはダメでしょ、拾ってください」と声をかけると、振り向きもせずに拾い上げました。続いて「ゴミ箱に入れてください」と言うと、やっぱり振り向きません。でも、廊下の隅に置いてあるゴミ箱まで捨てに行きました。

私の言うことを聞き入れてくれたのです。

●引き算で問題に立ち向かう

研修も半ばあたりにさしかかったある日のこと。老健の男性職員が、トモキさんを入浴させようとしていました。しかし彼は無言で拒否。職員が「ずっと入ってないんだから」

などと説得にかかりますが、むしろ逆効果でだんだん顔が険しくなっていきます。

たまりかねた職員が私に、「あなたの言うことなら聞くのでは」と、声をかけてほしいと要望してきました。〝顔色が変わっているときは、誰が言っても同じ。いったん退き、仕切り直したほうがいい〟とは思いましたが、職員の手前もあり一応声かけ。案の定、彼は怒って出ていってしまいました。

男性職員は「爪のなかに便が入り込んでいるのに……」とつぶやいていましたが、そこで初めて、爪の先が黒いのは便だったとわかりました。実は、排泄はできても、きちんと拭けていなかったのです。そのあとも男性職員が入浴をうながしましたが、トモキさんは拒否の一点張り。やむなく今度は女性職員が、「せめて爪を切ろう」と言います。しかし切らせません。

そばにいた私は、指が長く形のいい彼の手を見て、

「きれいな手をしてるのね、爪もきれいにしよう」

と試しに言ってみました。すると、黙って手を出します。横にいた看護師が手早く切りましたが、両手の爪を切らせるほどじっとしてはくれず、その日は片手だけ。後日、もう一方の爪を切りましたが、そのときは、

「トモキさん、こっちだけきれいで、反対の手は真っ黒って、変でしょ? はい、手を出

して！」

と「足し算」。でも、切らせてもらえたのです。

しかし、爪切りだけ、というわけにはいきません。何とか入浴してもらいたいので、職員と申し合わせて次のように対応しました。

✦

まず私が、

「私、足を洗いたいから」

と、トモキさんを浴室に誘います。すると黙ってついてきたので、今度は、

「私が足を洗う間に、トモキさんはお風呂に入ってきて。私はここで待っててあげるから」

と言うと、男性職員に連れられて浴室へ行きました。もちろん約束どおり、彼を更衣室で待ち、着替えと入浴後の水分補給を手伝って一件落着しました。

こうして入浴はうまくいったのですが、困りごとは尽きません。

トモキさんはときどき短気を起こすことがありました。たとえばある午後のこと。私は利用者の居室（4人部屋）で彼と話をしていました。といっても彼は聞くだけですが、そのとき、同室の人が部屋に戻ってきました。するとトモキさんが血相を変えて立ち上がり、その人に襲いかかろうとするではありませんか。思わず大声で、

「いいの、私が頼んで来てもらったの」

と呼びかけると、彼は握った拳を開き、また座ったのです。このとき何となく、「私を守ろうとしてくれたのかもしれない」と思いました。

またある日は、トモキさんが別の人の毛布を取り上げてしまいました。もちろん、取り上げられた人は離すまいとしますが、それを見たトモキさんが怒りだします。職員が割って入りましたが、その場をおさめるのに苦労しました。

他にもトモキさんは、隣室に入り込み、空いていたベッドで横になろうとすることがありました。そのベッドを使っている人が戻ってきて「ここは自分の場所だ」と言っても、トモキさんは無言で手を挙げるばかり。トモキさんも「自分のベッドだ」と思っているようで、またもや職員は対応に追われます。

こんなことがあったので、毛布には大きな字でトモキさんの名字を書いた布片を縫い付け、部屋の入り口にも名前を大きく書いて貼ってみました。これでとりあえず、解決した感じがありました。

●会話が成立し始めるが……

このときの老健での研修はだいたい10日間でしたが、1日だけ休みをとることができました。休みの前日、私は、「明日休みます。明後日また来るから」と言うと、トモキさんは手を振って「バイバイ」のサインをしてくれました。

それどころか、だんだん口を利いてくれるようにすらなったのです。

研修が始まって、1週間ほどたったころです。

「私、車を買おうかと思うんだけど、どんなのがいいかな」

と言うと、トモキさんが、「やめたほうがいい」と一言。言葉で返事がくるとは思っていなかったので、びっくり。すかさず「なんで?」と聞きましたが、あとは無言のままでした。

研修も後半に入り、少したつころには、会話が成立し始めました。「トモキさんの家はどこですか」と聞くと、「田舎」と答えてくれます。どういう意味か考えましたが、〝会話が成り立てばどうでもいい〟と思い直し、話しかけます。しかし、長時間会話が続くことはなく、誰にも相手にされない時間が長すぎたことの弊害を知りました。

そして研修も終盤。私はお別れの挨拶のつもりで、

「もうここに来られなくなるので、今度トモキさんの家に行ってもいいですか」

と言ってみました。すると「ダメ。ワイフがいるから」と言うではありませんか。彼がまだ現役だった時代は、妻を指して〝ワイフ〟と言うのはちょっとオシャレな人たちでし

た。トモキさんの「生きざま」が垣間見えます。

「奥さん怒るかな」

と私が言うと、「ここならいいけど」と返事が。なにやら誤解はありましたが、やっと意思疎通ができたことに感激しました。

そして最終日。私は、トモキさんには終了の挨拶はせず、スッと消えるつもりでいました。認知症は忘れる病気とはいえ、別れの言葉は本人も仲間も、みんなを刺激して不穏にさせてしまうからです。**「〝さよなら〟は言わない」**が、今でも私の鉄則です。

しかし、どこかで〝もうお別れ〟と察知していたのでしょうか、廊下を歩くトモキさんのつぶやきが耳に入りました。小さいけれど怒りを込めた声で、

「クビにされた」

とくり返していたのです。何か消化しきれない感情を、思いを、声に出していました。

この言葉が、たとえば会社などを〝クビにされた〟という意味なのか、それとも孤独感を表現したものなのか、そもそも誰に向けられたものなのか、今もわかりません。しかしこのとき、

「こんなはずじゃなかったよね」

と声をかけることができていれば、そして、「華の時期」をうまくとらえた言葉かけを

していれば、きっとトモキさんは落ち着いてくれたでしょう。でも当時の私は、まだ、そうした言葉の大切さに気づけていませんでした。

トモキさんと私は、約10日間、「信頼」という糸で結ばれていたような気がしています。以心伝心と言いますが、信頼関係ができると、言葉が足りなくとも通じ合えるほどになるのだと教えられました。でも「クビにされた」を思い出すたびに、少しだけ悔いを覚えます。みなさんには、介護者として同じ悔いを味わってほしくないものです。

さらに「笑い」で「場の換気」

何度強調しても足りませんが、認知症介護では「とにかく平和で穏やかな雰囲気」をその場に生みだすのが肝心です。いい雰囲気を生みだす手段のひとつが「引き算」ですが、それとともに強くお勧めしたいのが、**「笑い」**です。笑った瞬間にイヤなことも〝忘れて〟しまいます。認知症という病気の特性が、いいほうに働くわけです。

介護者は多忙です。「笑ってなんかいられないよ！」という方もいるでしょうが、笑いには不安やつらさを一気に吹き飛ばし、

場の換気

をするパワーがあります。重苦しかった空気をパッと明るくできます。ですから引き算するなら、そのまま笑いへとつなげていくのが理想です。
たとえば女性の介護者のなかには、認知症の男性から「あんた、嫁にこんかね」と誘われたことのある人もいるでしょう。どう返すか困ったら、試しに、

「あら、賞味期限切れてるわよ」

とか、

「ごめんなさい、売約済みなの」

と言ってみてはどうでしょう。私の場合は、「俺も嫁がほしいなあ」と意味ありげに言われたので、

「私も息子の嫁がいないかと思って、デパートへ買いに行ったんだけど、売り切れだったわ」

と言ったら、その男性が大笑いしていました。試しにあなたもやってみてください。お年寄りがプッと吹きだしてくれたら、こちらのもの。「何言ってんの！　いい歳して！」などと叱ってお互いイヤな気分になるよりは、よっぽどいいでしょう？
お年寄りに挨拶するときも、いろいろな工夫ができます。単に「おはようございます」「こんにちは」と言うだけでなく、続けて、

「お元気そうですね！　顔色もよし、器量もよし、懐具合もよさそう。それに根性もいいしね」

「出がけにちゃんとチェックしました？　火の元よし、戸締まりよし、器量もよし、って」

と、ちょっと楽しげに言ってみましょう。

物忘れを自覚していて、「何か変だ」と不安になっている人がいたら、明るくこう言ってあげましょう。

「頭のなかがいっぱいだから、忘れるくらいでちょうどいいのよ。そうしないと新しいことが入らないよ」

こんな会話になったこともありました。認知症のトミさん（87歳）が言います。

「私、ご飯食べたかしら」

私はこう応じました。

「あら、私も食べたかしら。トミさんが忘れたから、私も忘れちゃった。これでおあいこね」

半ば意味不明のやりとりですが、笑い合って終われました。

気持ちを受け止めてから笑いに変える

お年寄りのグチや「死にたい」への応え方は第2章で書きました。少し振り返っておくと、対応の原則は本人のつらい気持ちを「そう。そんな気持ちなんですね」「こんなはずじゃなかったものね」と受け止めることでした。

同時に相手の気持ちを否定せず、「でも私は、××さん好きだから、いなくなったら寂しいな」と伝えられると、なおいいわけですが、もしあなたがグチるお年寄りと馴染みの関係で、じっくり話を聞く時間があったら、暗い気持ちを冗談で明るくできるかもしれません。

たとえば、デイの利用者でよく知っている女性が、私のいるところで、

「早く死にたい。おじいちゃん、むかえに来てよ」

と言ったことがあります。私は「そんな気持ちなんですね」と思いを肯定しながら、しばらく話を聞きました。そして穏やかに、

「今は天国も地獄もいっぱいで、順番待ちよ。コネでもないと無理みたい」

と、ちょっとジョークを交えたことがあります。

あるいは認知症の女性の話にじっくり耳を傾けたあと、

「じゃあ、天国のおじいちゃんに電話かけて頼んどいてあげる」

「『おむかえに来て』って、手紙書いといたよ」

と、言ってみたこともあります。気持ちを受け止めてもらったうえで、こんなユーモアが混じると、グチっている人も愉快になってくるのかもしれません。「死にたい」ばかり言っていた人にだんだん笑顔が戻り、最後は大笑いで終わることもありました。

相手との関係をよく考慮しなければなりませんし、気持ちを肯定したうえでのことになりますが、そんな言葉かけだってできるのです。参考までに紹介しました。

冗談はお年寄りに合わせて

なお、お年寄りに冗談を言うときはポイントがあります。それは、認知症のお年寄りが理解できるような単語を使うことです。たとえば先に紹介した、

「そうねえ、（婿／嫁が）デパートに売ってないかしら」

という この言葉は、何気なく言っているようですが、「デパート」という言葉を使うのが大切なのです。

仮にデパートではなく、「コンビニに売ってないかしら」と言ったら、どうなるでしょうか。高齢者も含めて認知症でない人は、コンビニというものが存在することを知っていて、利用したこともあるでしょう。でも、認知症の人は〝世の中にコンビニという店舗があること〟を忘れてしまっている可能性があります。

お年寄りの昔の生活のなかで、〝何でも売っている〟イメージがある場所といえば、やっぱりデパートです。だからこの冗談のときは、「デパート」という言葉を使ったほうがいいのです。もしくは「百貨店」でもいいでしょう。

あるデイサービスで、こんなことがありました。男性職員のひとりが、その場を和ませようと、利用者のお年寄りに「ぼく、バツイチになっちゃったんですよ〜」と、軽い調子で冗談めかして言ったそうです。

ところが、ウケると思いきや、誰も笑わなかったとか。「バツイチ」という言葉が、お年寄りには伝わらなかったのです。こういう場合、たとえば、「女房に逃げられまして」と言うのもありですが、私に言わせればまだまだ甘い。

どうせなら、

「女房を逃がしてやったことにしてます」

くらい言えば、自虐のニュアンスが増して、お年寄りが笑ってくれたかもしれません。

女性職員なら、

「本日、亭主を粗大ゴミに出してきました」

とでも言ってみる手があります。

難しく考える必要はありません。また、たまたま離婚話を例に挙げましたが、こんな〝自虐ネタ〟でなくても、もちろんいいのです。

私たちも家庭で、職員同士で、あるいは知り合い同士で、ちょっと面白いことを言って笑顔を誘ってみることがあるはずです。要はそれと同じことを、介護者、とくに介護職にしてもらいたいのです。施設の入居者や、デイサービスの利用者でよく慣れているお年寄りがいたら、挨拶からでもいいので、始めてみませんか。

何でも笑いに紛らしてしまえば、いつか、冗談を言っているあなたも「楽しい」と思えるようになるでしょう。冗談は介護される側だけでなく、介護する側の心まで明るくする、**認知症の特効薬**なのです。

なお、この章にはちょっとキツイ表現があったかもしれませんが、その点はどうかご了承ください。認知症の人に合わせた「引き算」であり、お年寄りの古い価値観に合わせた「冗談」ですから。

そこでもう一言!

踊りで楽しく誘導

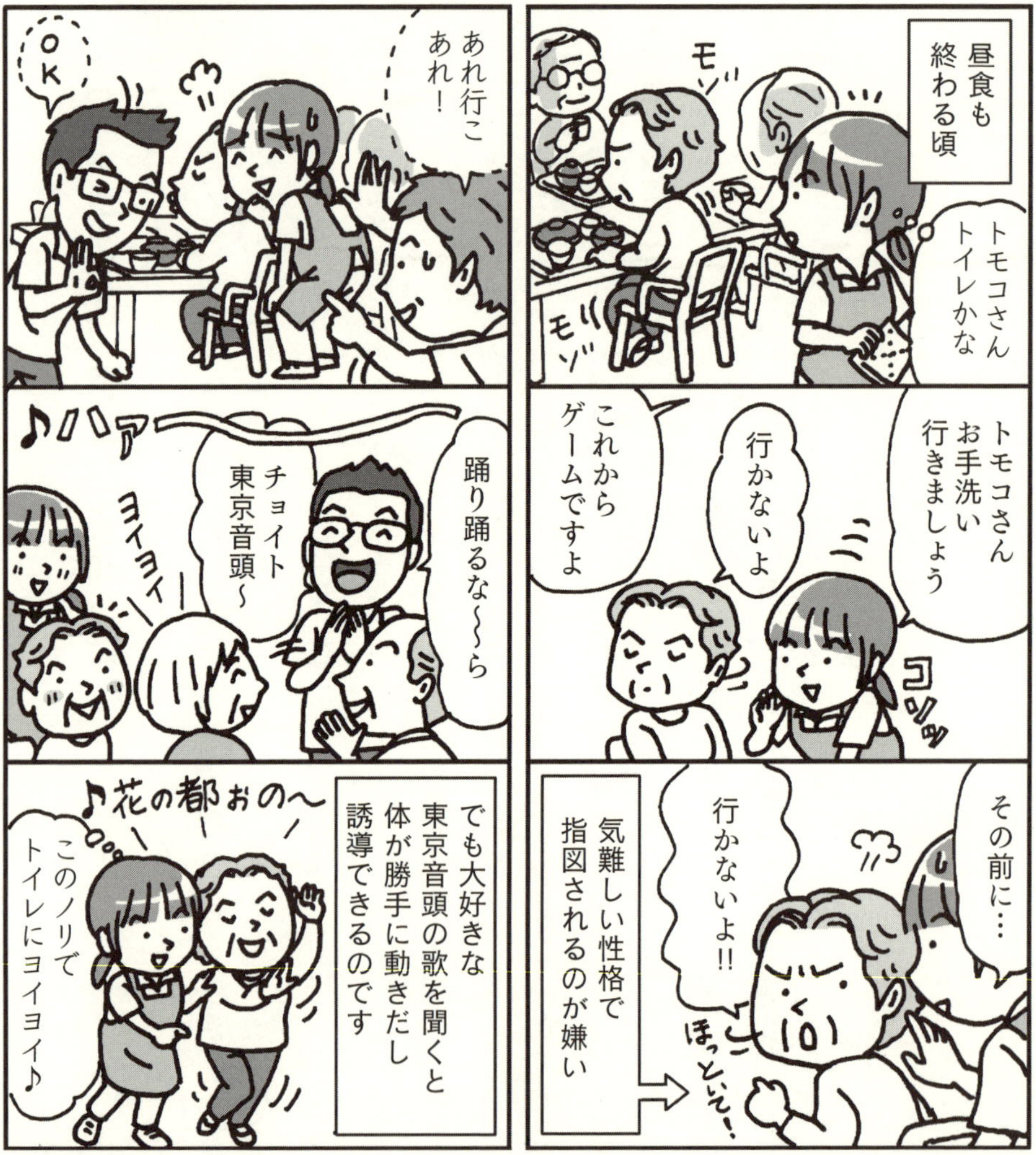

昼食も終わる頃
モゾ
モゾ
トモコさんトイレかな
トモコさんお手洗い行きましょう
行かないよ
これからゲームですよ
コソッ
その前に…
行かないよ!!
気難しい性格で指図されるのが嫌い
ほっといて!
あれ行こあれ!
OK
♪ハア〜
踊り踊るな〜〜ら
チョイト東京音頭〜
ヨイヨイ
でも大好きな東京音頭の歌を聞くと体が勝手に動きだし誘導できるのです
♪花の都ぉの〜
このノリでトイレにヨイヨイ♪

解説 思い出の歌や踊りは、お年寄りの心を和ませる特効薬です。ほかに、握手やハグなどのスキンシップで穏やかな気持ちになってもらう方法もあります。犬や猫、赤ちゃんなど「小さくてかわいいもの」を撮影した映像も好まれます。

第4章

認知症の人が
ニコニコになる
「言葉かけ事例集」

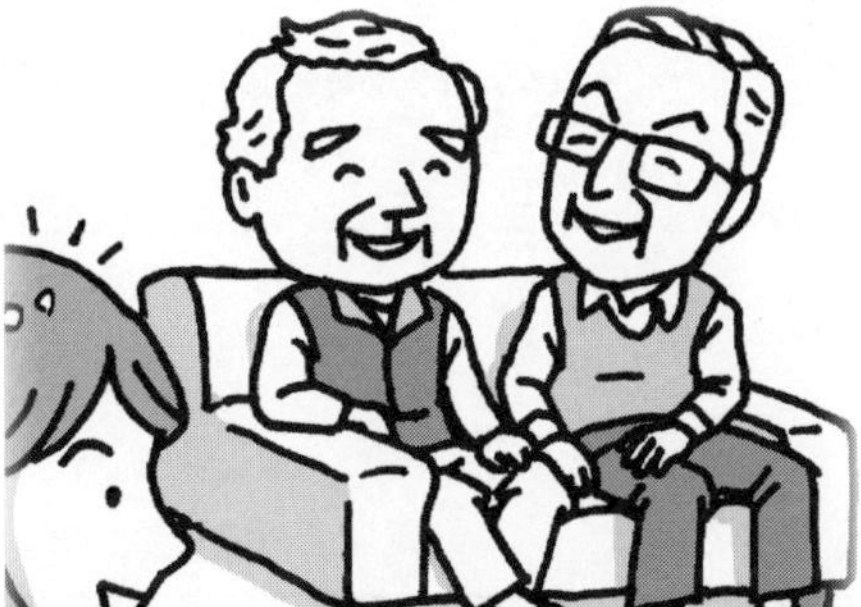

ここまで読んでくださった方は、もうおわかりでしょう。「役割感」「特別感」「肯定感」、この3つの感所が、認知症の人を明るくする言葉かけのキーワードです。ちょっとだけ、ポイントを復習しておくと、

役割感 認知症の人にも何か特技がある（あるいは、あった）はずです。それを活かしてもらえるような接し方を心がけましょう。特技を見つけにくい人の場合は知恵を借りて感謝の言葉を伝え、〝役に立った〟と感じてもらいましょう。

特別感 人は「あなただけ」という言葉に弱いものです。〝自分は優遇されている〟と感じられる言葉かけ・接し方をしてみましょう。状況によっては逆に〝あなただけ損をしている〟とほのめかして、お年寄りに行動をうながすのもいいと思います。

肯定感 「それでいい」「そう感じて当然」というOKサインは、人を安心させます。認知症の人の気持ちがどんなものであっても、一度は受け入れて、一緒に揺れ動いてみること。すでに書きましたが、それが〝寄り添う〟ということです。

記号の意味 ≫ 清潔を保持　医療・介護へ　安心　気分を変える　妄想に対応　笑いで解決

ときには、「引き算」と「笑い」をこの3つに組み合わせて、いろいろ工夫してみてはいかがでしょうか。参考までにこの章で、言葉かけ・対応の事例を紹介します。

ありがたいのは、「認知症の人に役割を提供する」→「お礼を言われて特別感を得てもらえる」→「自分を肯定する気持ちが強くなる」→「役割に熱心になる」→……というふうに好循環が生まれる場合があること。その一例として、この章ではタカヤマさんのケースを大きく取り上げてみたいと思います。

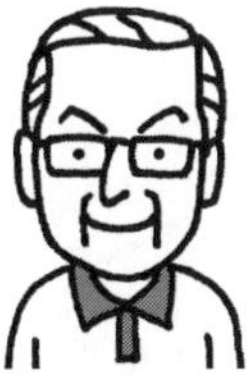

プロフィール

タカヤマさん
年齢 80 歳
アルツハイマー型認知症

▶家族関係

娘がいるが結婚して家を出た。現在は妻と2人で暮らしている

▶職歴等

元小学校教諭。最後は教頭まで務めた人物。定年後も地元で子どもに剣道や水泳の指導をした功労者

▶診断まで

数年前から物忘れが出始め、病院で検査を受けたところ、認知症の診断が出た。要介護認定も受けている

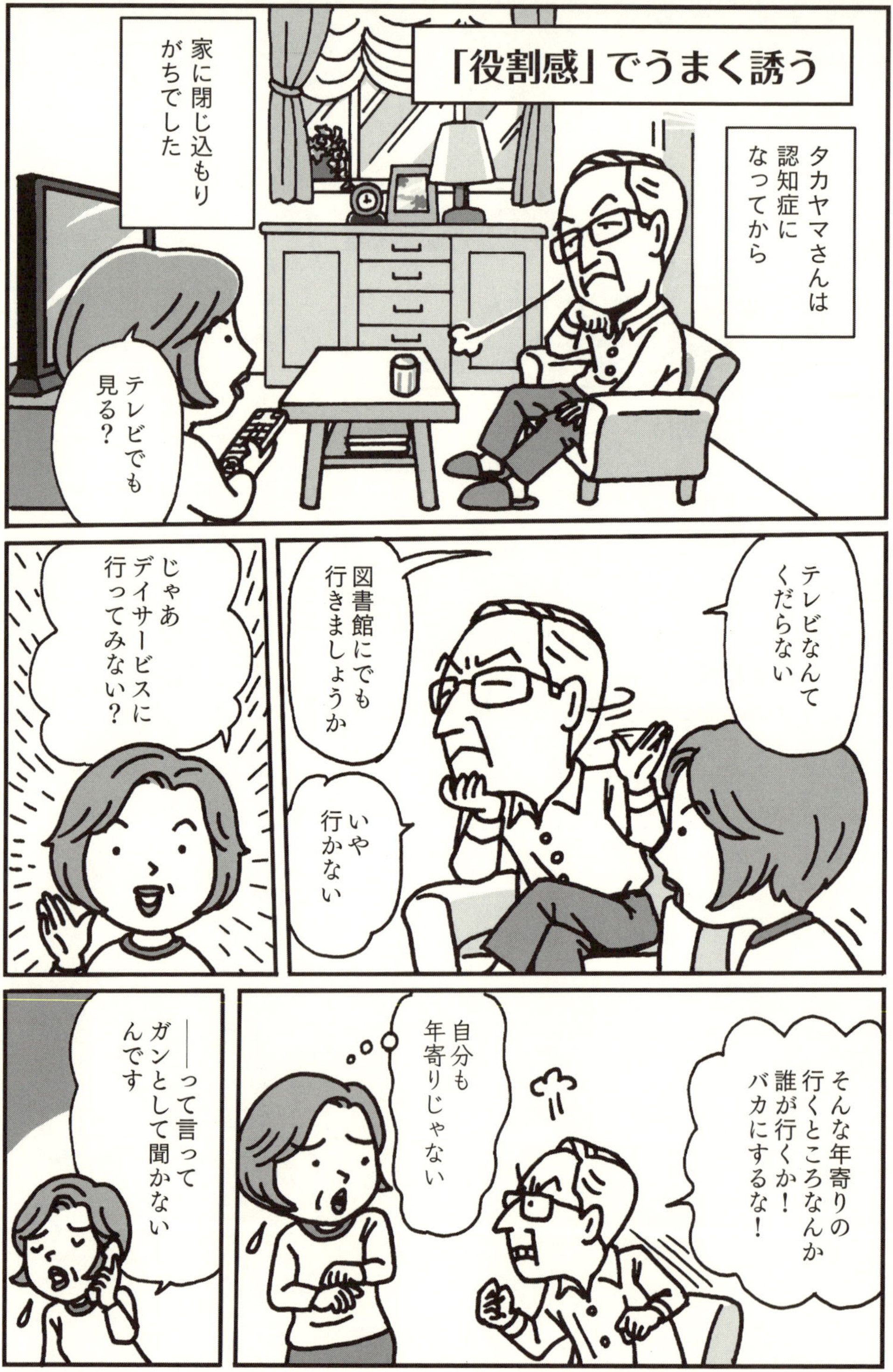
「役割感」でうまく誘う
タカヤマさんは認知症になってから
家に閉じ込もりがちでした
テレビでも見る？
テレビなんてくだらない
図書館にでも行きましょうか
いや行かない
じゃあデイサービスに行ってみない？
そんな年寄りの行くところなんか誰が行くか！バカにするな！
自分も年寄りじゃない
――って言ってガンとして聞かないんです

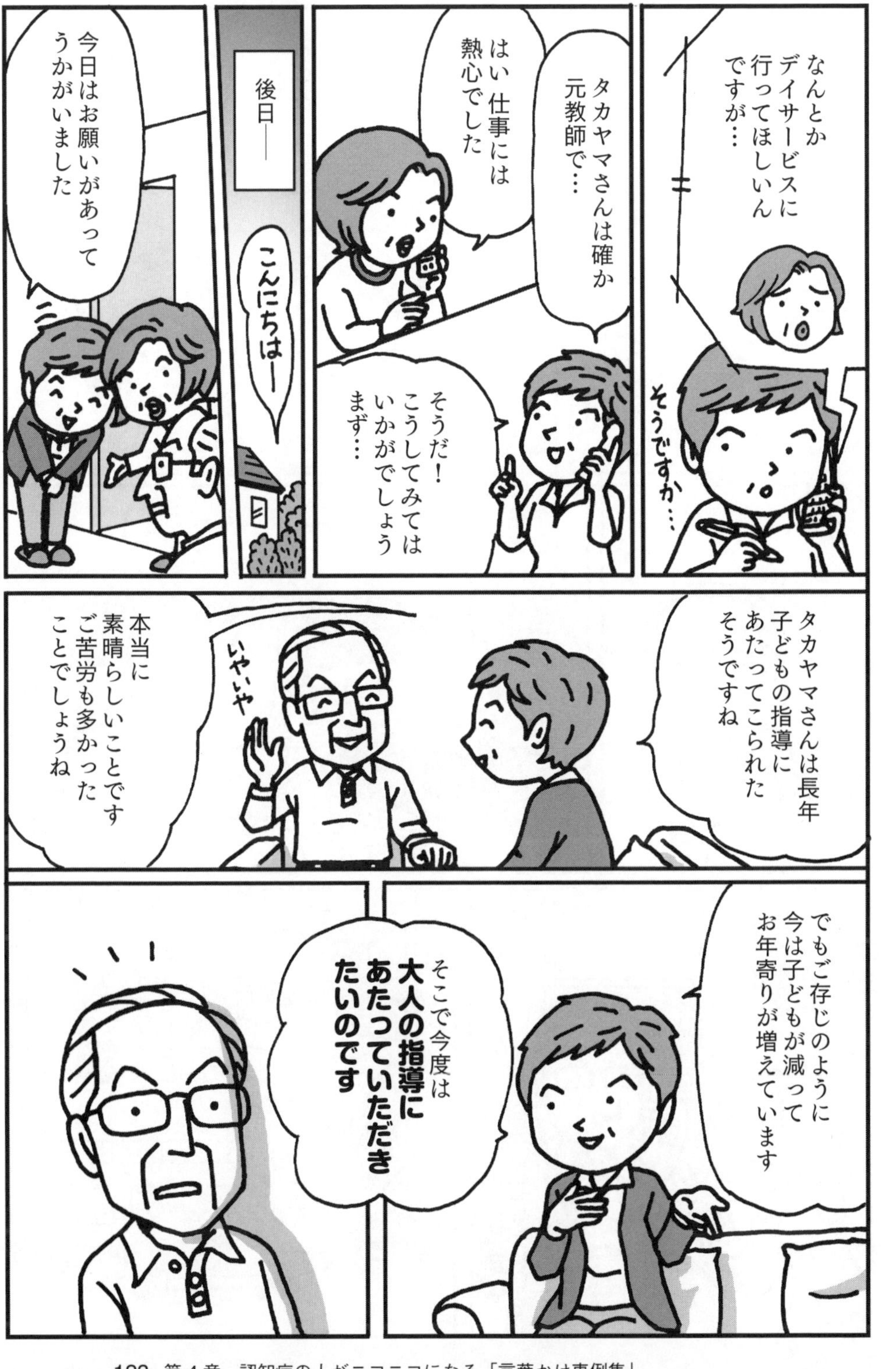
なんとかデイサービスに行ってほしいんですが…
そうですか…
タカヤマさんは確か元教師で…
はい 仕事には熱心でした
そうだ! こうしてみてはいかがでしょう まず…
後日——
こんにちはー
今日はお願いがあってうかがいました
タカヤマさんは長年子どもの指導にあたってこられたそうですね
いやいや
本当に素晴らしいことです ご苦労も多かったことでしょうね
でもご存じのように今は子どもが減ってお年寄りが増えています
そこで今度は**大人の指導にあたっていただきたいのです**

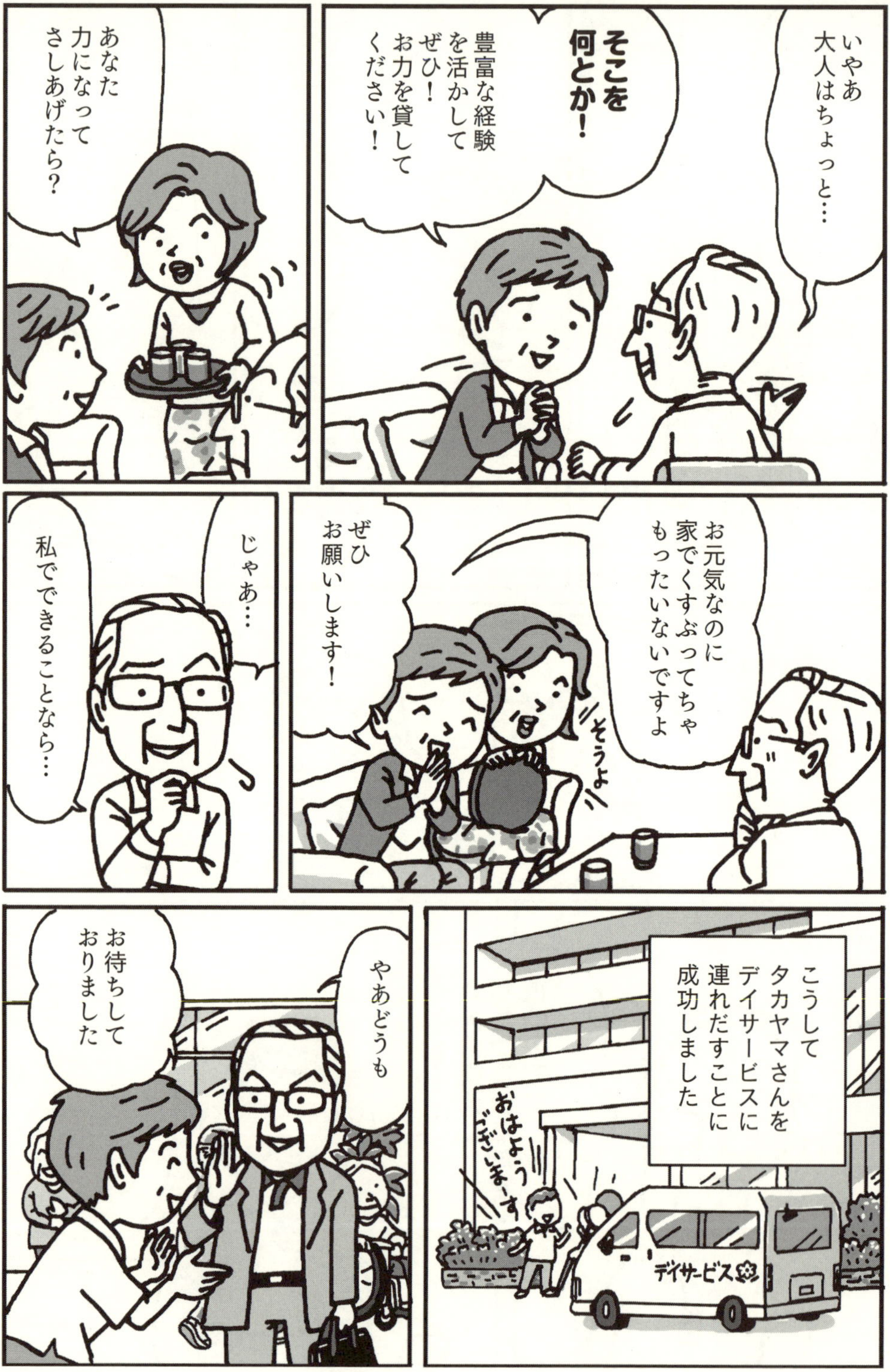
いやあ
大人はちょっと…
そこを何とか！
豊富な経験を活かしてぜひ！
お力を貸してください！
あなた力になってさしあげたら？
お元気なのに家でくすぶってちゃもったいないですよ
そうよ
ぜひお願いします！
じゃあ…
私でできることなら…
こうしてタカヤマさんをデイサービスに連れだすことに成功しました
おはようございまーす
デイサービス
やあどうも
お待ちしておりました

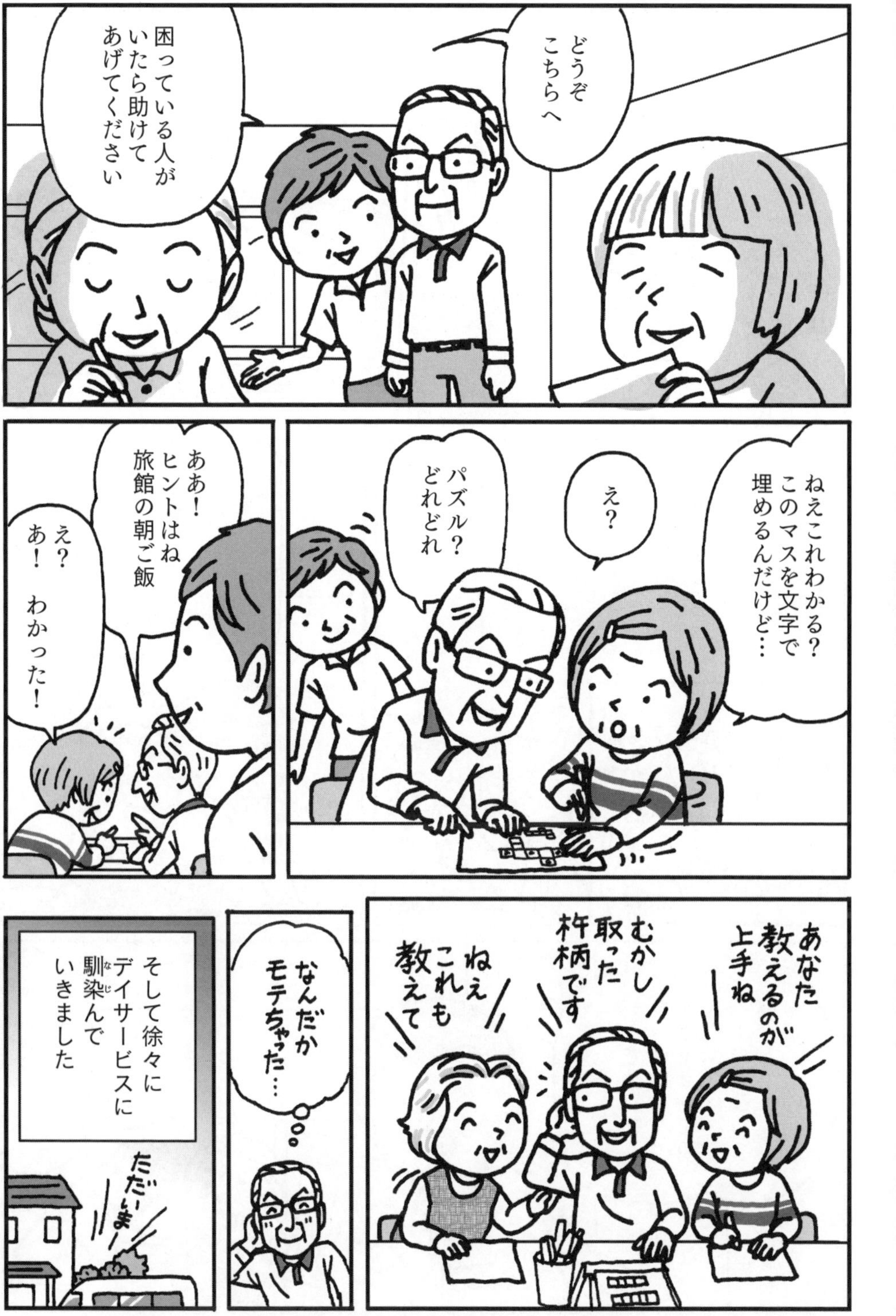
どうぞ
こちらへ
困っている人が
いたら助けて
あげてください
ねえこれわかる？
このマスを文字で
埋めるんだけど…
え？
パズル？
どれどれ
ああ！
ヒントはね
旅館の朝ご飯
え？
あ！ わかった！
あなた
教えるのが
上手ね
むかし
取った
杵柄です
ねぇ
これも
教えて
なんだか
モテちゃった…
そして徐々に
デイサービスに
馴染《なじ》んで
いきました
ただーいま

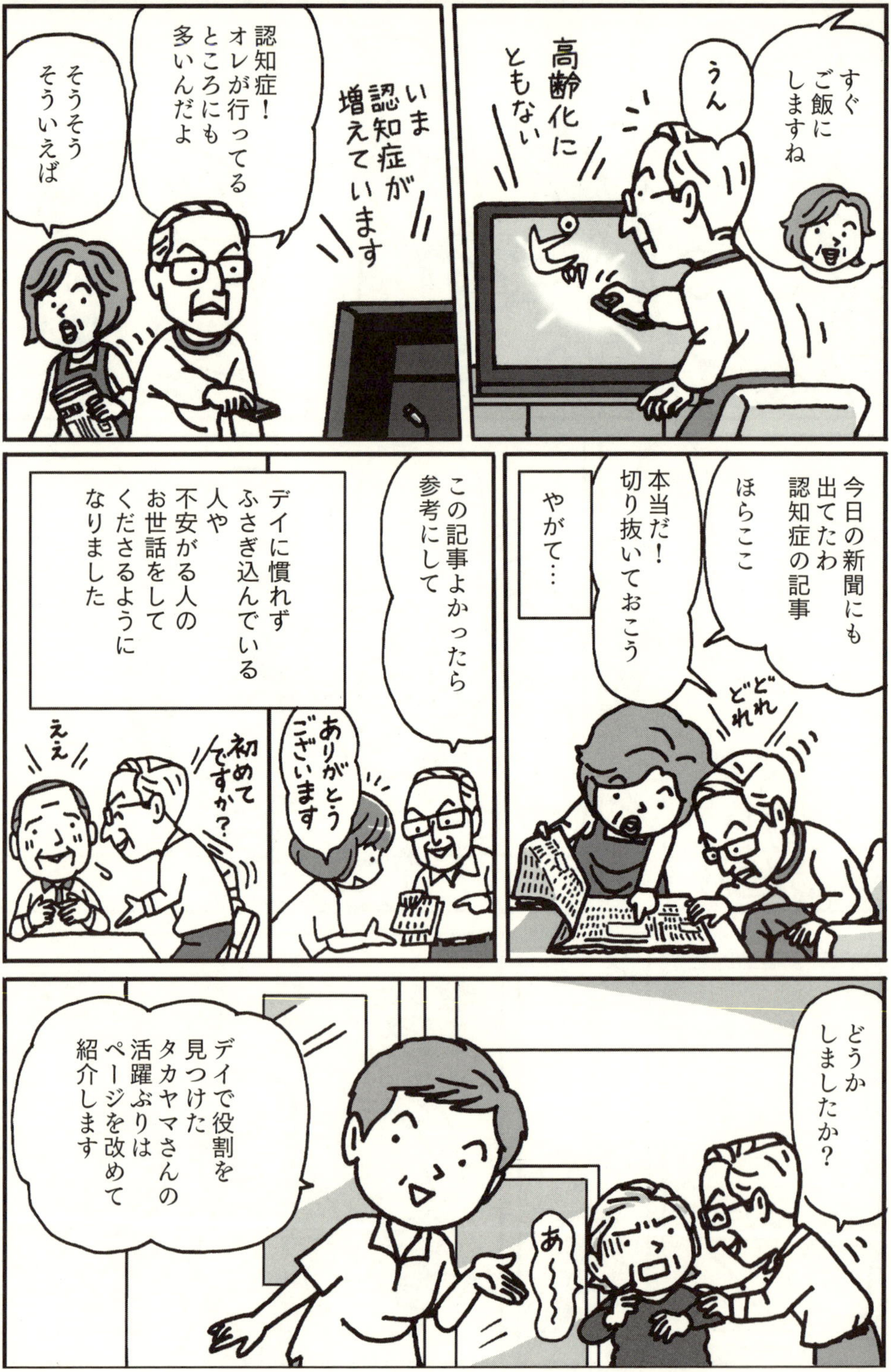

すぐご飯にしますね
うん
高齢化にともない
いま認知症が増えています
認知症！オレが行ってるところにも多いんだよ
そうそうそういえば
今日の新聞にも出てたわ認知症の記事ほらここ
本当だ！切り抜いておこう
どれどれ
やがて…
この記事よかったら参考にして
ありがとうございます
デイに慣れずふさぎ込んでいる人や不安がる人のお世話をしてくださるようになりました
初めてですか？
ええ
どうかしましたか？
あ〜〜〜
デイで役割を見つけたタカヤマさんの活躍ぶりはページを改めて紹介します

この事例のポイント

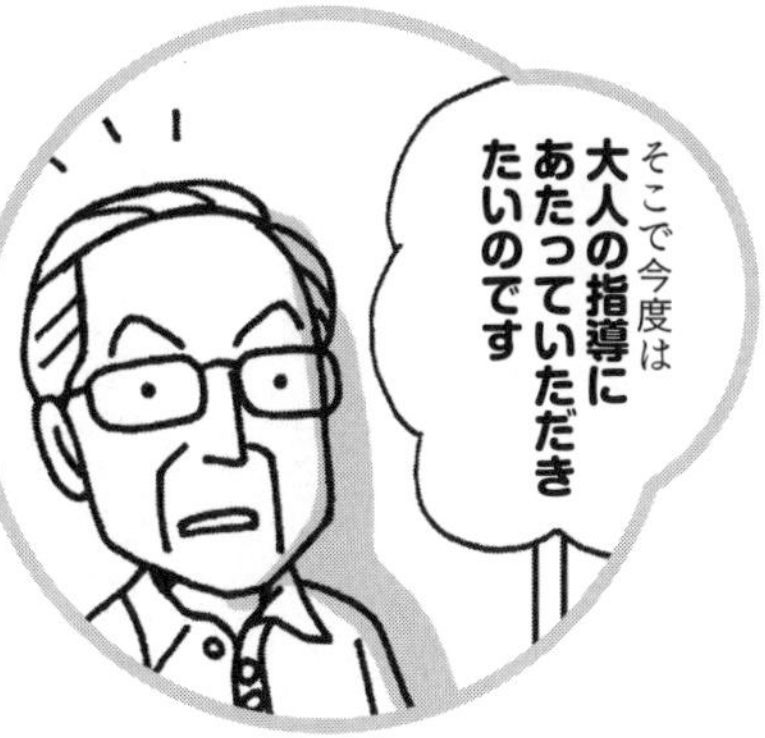
そこで今度は大人の指導にあたっていただきたいのです

❶ 介護を連想させないように

この声かけのポイントは、「デイサービス」や「認知症」という言葉を伏せる点にあります。本人が「年寄りくさい」（高齢者ですが……）と敬遠したり、病名で不安になったりしないように気をつけているのです。

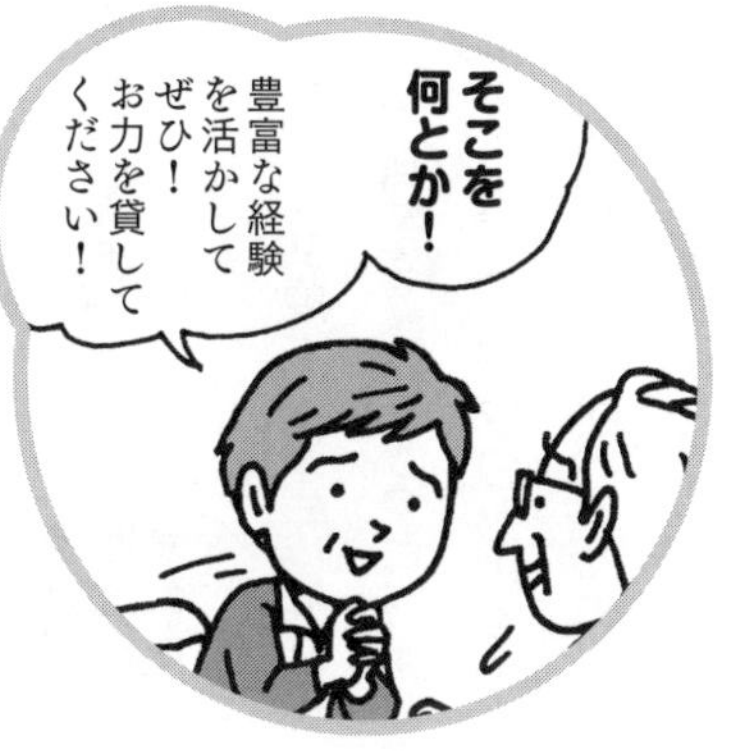
そこを何とか!
豊富な経験を活かしてぜひ！お力を貸してください！

❷ 引き算は心を込めて

タカヤマさんの職業にひっかけて「大人の指導」という引き算を考えましたが、さらに重ねて「ぜひ！」という熱意を示しました。引き算とはいえ、気持ちの込もらない言葉では人を動かせないからです。

Column

「引き算」は悪いことか

引き算の考え方には賛否あると思います。たとえば私たちはお土産をいただいたらそれが気に入らなくてもお礼を言いますが、このウソを咎める人はいません。本心はともかく、感謝を伝えたいという誠意が先立つのです。問題は背景にある気持ちではないでしょうか。

引き算は、認知症の人が現実と折り合えるようお手伝いする言葉です。海外では有効な認知症ケアの手段と認められていますが、会話の潤滑油としても、堂々と使っていただきたいものです。

◎デイで職業を活かしてもらう

編み物の先生をしていたイヨさん（85歳）。「半年ほど前から徘徊が始まり、困っている」という相談が家族からあったので自宅を訪問すると、イヨさんはリビングでせっせと編み物をしていました。傍らには毛糸玉と未完成のセーターが山になっています。「何を編んでいるんですか？」と聞くと、「お父さんのセーターよ。袖をつけないとお正月に着られない」と笑いながら言います。2年前に亡くなった夫のセーターを編んでいたのです。もう完成したという手袋には、指が6本ありました。

ですが、この経歴は活かせると思ったので、私は**「うちで編み物の先生をしていただけませんか」**とデイサービスに誘いました。デイではみんなで散歩に出かけますが、**「先生、冬の散歩用に、みんなのマフラーを編んでいただけますか」**と頭を下げると、イヨさんは「大丈夫よ」と答え、せっせとマフラーを編み始めました。

編み目がとんでいたり、ひものような幅になっていても、本人は気がつきません。一生懸命編み続けました。必要な数を作り上げてしまってもまだ編み続けるので、職員が陰で一度マフラーをほどいてその毛糸をまた使うことも。こうしてできた個性的なマフラーは、冬のお出かけでみんなを寒さから守ってくれる〝便利グッズ〟になりました。

◎特技を活かして集中してもらう

昔、町で小さな印刷屋を経営していたヤマダさん(79歳)。職業柄、紙をさばくのがうまく、ハサミを使わず紙を切ったり、目測で紙を均等に折ったりと、身についた職人技は認知症になってからも健在でした。

ヤマダさんは昔、ミスしたコピー用紙やチラシの裏など、不要な紙をひもで綴《つづ》って帳面代わりにしていましたが、**家族がそれを思い出し、メモ帳作りをヤマダさんの役割にしました**。役に立たないものができることもありますが、作ることに没頭している間はヤマダさんも穏やかで、徘徊の心配がないため、家族はメモ作り大歓迎。**「このメモ帳助かるわ〜」**とお礼を言うと、ヤマダさんも好々爺《こうこうや》に変身するそうです。

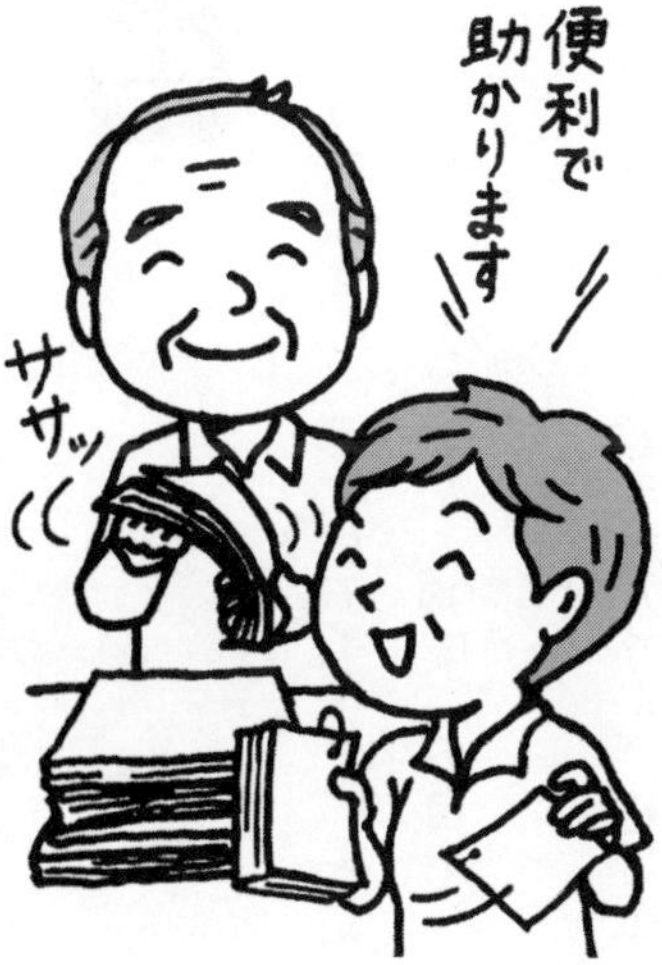

◎「高齢者の育成」名目で

「認知症のおじいちゃんが、もう3ヵ月もお風呂に入ってません。何とかデイサービスでお風呂に入れてもらえませんか」という家族からの要望で、ウチダさん（90歳）の自宅へうかがいました。

地元で民生委員と児童委員を務め、長年、青少年の育成に尽力してきた方です。初対面の私にも、青少年の育成について熱弁をふるいます。私も負けじと、「今は、子どもの数が減って高齢者が増えているので、**今度は高齢者の育成に力を貸してください**」と熱く語ったところ、「わかった。足は達者だからどこだって行くよ」と答えてくれました。

ウチダさん自身は当初、徒歩で通うつもりでしたが、転倒や事故が起こったら大変です。そこで**「せめて送迎だけはさせてください」**とお願いし、さらに**「お礼に食事とお風呂のセットつきです。お楽しみください」**と付け加えて、うまくデイに来てもらい、あわせてお風呂まで案内することができました。

この「高齢者の育成」という言葉、何をどう育てるのか意味不明ですが、ウチダさんに限らずいろいろな人に使えるので重宝します。ぜひ試してみてください。

◎お寺の境内の掃除を頼む

タダシさん（78歳）は犬を飼っていて、その散歩が日課でした。ところが道を忘れることが多くなり、犬に連れて帰ってもらうような状態に。認知症が発症したのです。発症後、近所に住む妹に電話することが多くなったとか。決まって「お母さんが戻ってこない」と訴えるそうです。

「お母さん」とは、実は奥さんのことでした。タダシさんは真面目な人で子どももありましたが、奥さんに浮気され駆け落ちされた過去があります。タダシさんが、つらい過去を引きずっているのを不憫《ふびん》に思った妹は、彼をお寺に連れていきました。タダシさんが子どものころ境内で遊び、習字や算盤を習った思い出の場所です。住職に許可を得て、タダシさんに境内の掃除をしてもらうことにしたのです。

タダシさんは昔、佃煮工場で「責任者」（何の責任者かは不明ですが）を務めていたので、**「掃除の責任者をして」**と伝えてあるとか。すると境内から出ていくことはないようです。出ていこうとするときも、賢い犬が守ってくれました。やがて妹が誰かもわからなくなっていきましたが、**「お掃除ありがとうございます」**と言うと、満ち足りた顔で「どういたしまして」と返事をします。妹さんもホッとした様子でした。

◎「塗り絵の見本」作りを頼む！

デイでレクリエーションを企画しても、「子どもだましだ」と参加しないお年寄りがいると思います。でも、暇なままでは落ち着かないので、ちょっとでも参加してもらいたいのが介護職の本音。そんなときは、こんな言葉かけが使えます。

たとえば塗り絵に誘うときも、「みんなで一緒に色を塗りませんか」では反発を買いかねません。**「近所の幼稚園から塗り絵の見本を頼まれたんですけど、お願いできますか」**と頼んでみましょう。ついでに「塗り絵は好きな色でいいのにね。今の子は見本がないとダメなのかしら」と付け加えれば、もっともらしさが出ます。

「そんな言葉が本当に効くの？」と思う方がいるかもしれませんが、実際にこう頼んでみると、「見本ね。じゃあ、きちんとやらなきゃ」と言って、取り組んでくれます。意外と楽しそうな様子すら見られることも。終わったら、**「ありがとう。助かったわ！」**と感謝を伝えるのだけは、忘れないようにしましょう。

なかには、実にていねいに色を塗ってくれる人もいます。そんなお年寄りのために、たまった塗り絵を一冊のファイルにして、その人の「塗り絵帳」を作ったところ、たいへん喜ばれた、ということもありました。

ちなみにこのタイプの引き算は、塗り絵以外でも使えます。たとえば、**「保育園の使い捨てお尻拭き作りを頼まれたので、手を貸してください」**とお願いし、ウエス作りをレク活動代わりにすることもあります（ウエスとはぼろ布を切りそろえて作る使い捨ての雑巾のようなもの）。**「私たちがやってると残業になっちゃう！　どうか助けて！」**と、ちょっとオーバーにお願いしてみましょう。

催促を上手にかわす

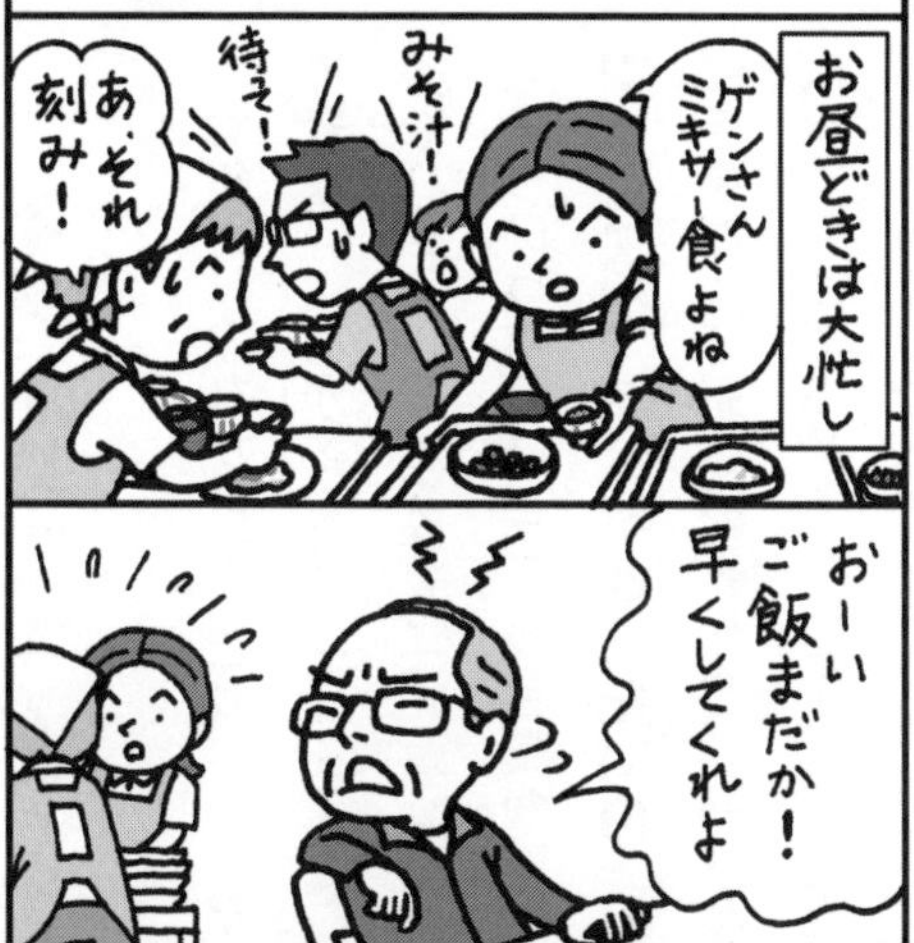
お昼どきは大忙し
ゲンさんミキサー食よね
みそ汁！
待て！
あ、それ刻み！
おーい ご飯まだか！ 早くしてくれよ
ごめんなさい 私 手が2本しかないのよ〜 誰か1本貸して！
オレの手1本やるよ！
猫の手借りれば〜？
どっ

解説　手を「1本貸して」と冗談に落とし込むことで、その場の明るい雰囲気を保てた事例。お年寄りが偶然うまく反応してくれましたが、別の職員が合いの手を入れてもいいでしょう。

◎「手を温めて」でスキンシップ

お年寄りのなかには、これといった特技が見つからない人や、認知症が進んでしまって、できないことが多くなっている人もいると思います。私も、「うちの利用者さんは、塗り絵やハサミも使えません」と講演会の質疑応答で言われたことがあります。

そういう場合は、こんな言葉かけはどうでしょう。たとえば、利用者さんに呼びかけて、**「○○さん、私、手が冷たいの。温めて！」**と手を差しだします。利用者さんに本当に手を握ってもらいましょう。「ほんとだ。ずいぶん冷えて、どうしたの」と、私の手を両手で包んで温めてくれた人もいました。

あるいは、**「熱があるみたいなの。ちょっと触ってみて」**と、額にお年寄りの手を当ててもらうこともあります。普通は、こちらが利用者の手を取って「手が冷たいわ。温めてあげる」とか、「お熱はありませんか」となりますが、その逆をするわけです。大事なのは、「こちらが困っているので助けて／甘えさせて」というメッセージ。

実際に温めてもらったり、手を当ててもらえたら、**「○○さんに温めてもらったから、こんなに元気になったわ。ありがとう」「熱ないみたい？　ありがとう。○○さんのおかげで下がったのかも」**と、ちょっと大げさに感謝の気持ちを伝えましょう。

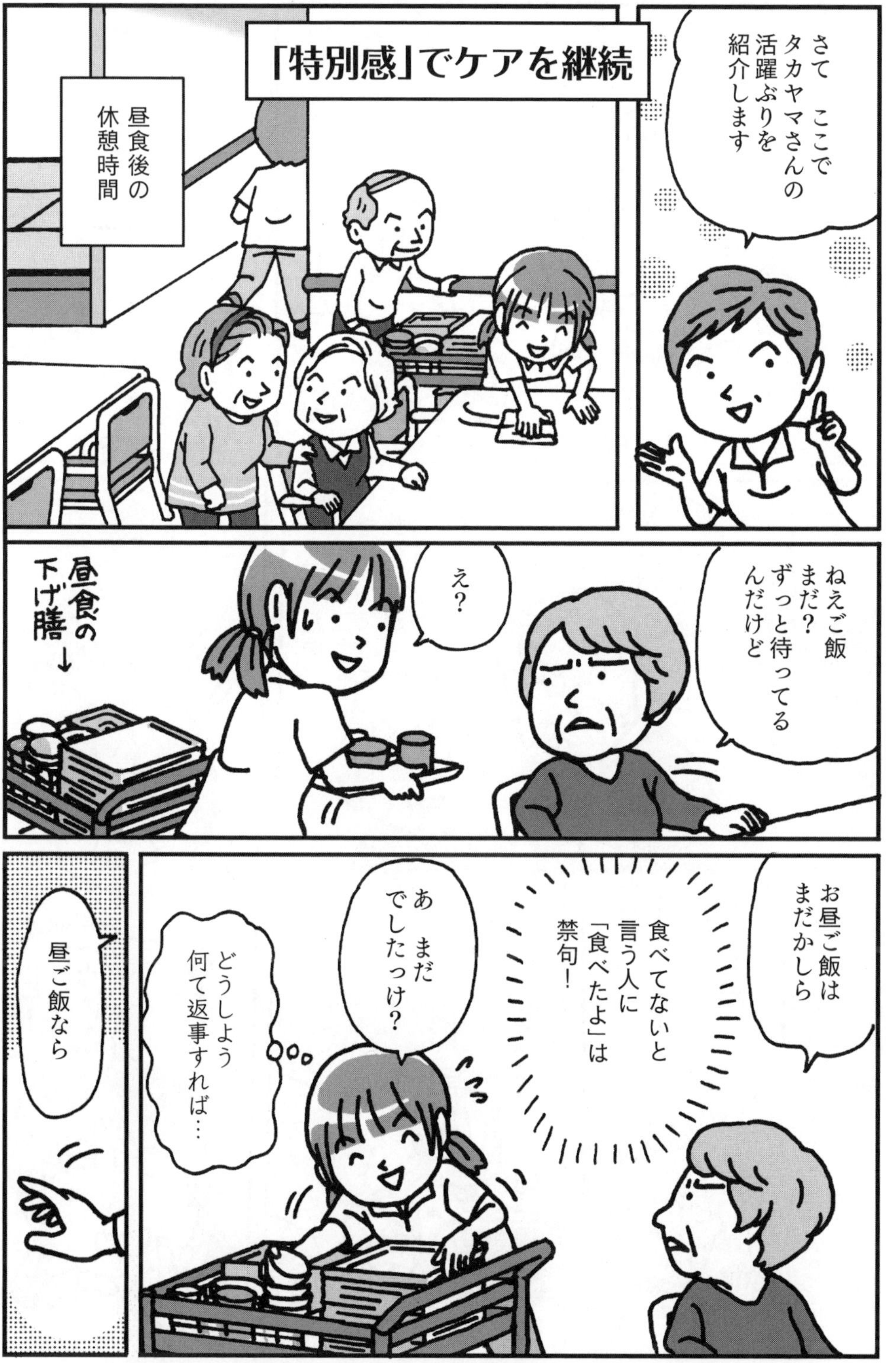
さて ここで タカヤマさんの 活躍ぶりを 紹介します
「特別感」でケアを継続
昼食後の 休憩時間
ねえご飯 まだ? ずっと待ってる んだけど
え?
昼食の 下げ膳↓
お昼ご飯は まだかしら
食べてないと 言う人に 「食べたよ」は 禁句!
あ まだ でしたっけ?
どうしよう 何て返事すれば…
昼ご飯なら

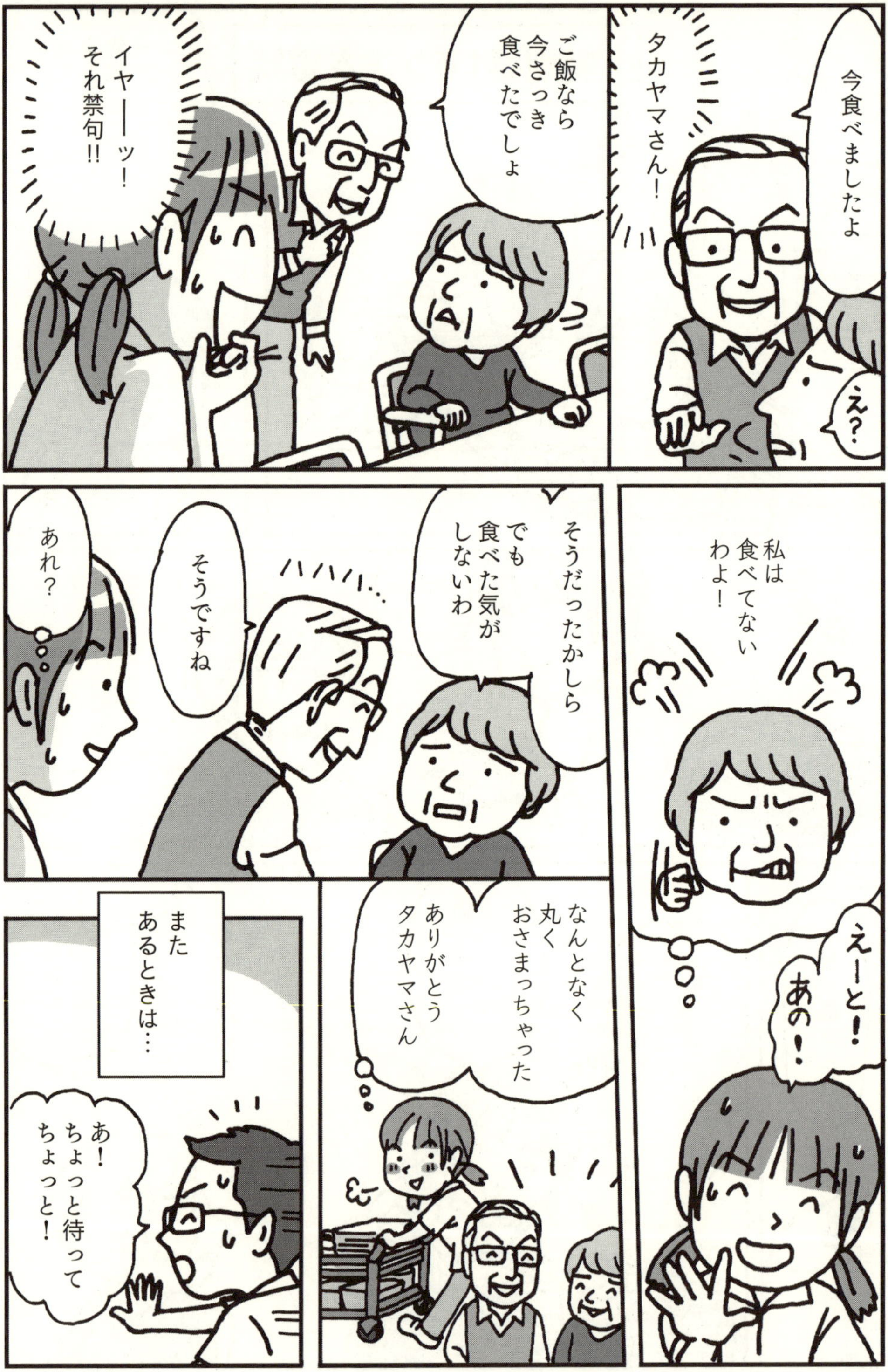

タカヤマさん!
今食べましたよ
え?
ご飯なら今さっき食べたでしょ
イヤーーッ! それ禁句!!
私は食べてないわよ!
えーと!
あの!
そうだったかしら でも食べた気がしないわ
ハハハ…
そうですね
あれ?
なんとなく丸くおさまっちゃった ありがとうタカヤマさん
またあるときは…
あ! ちょっと待ってちょっと!

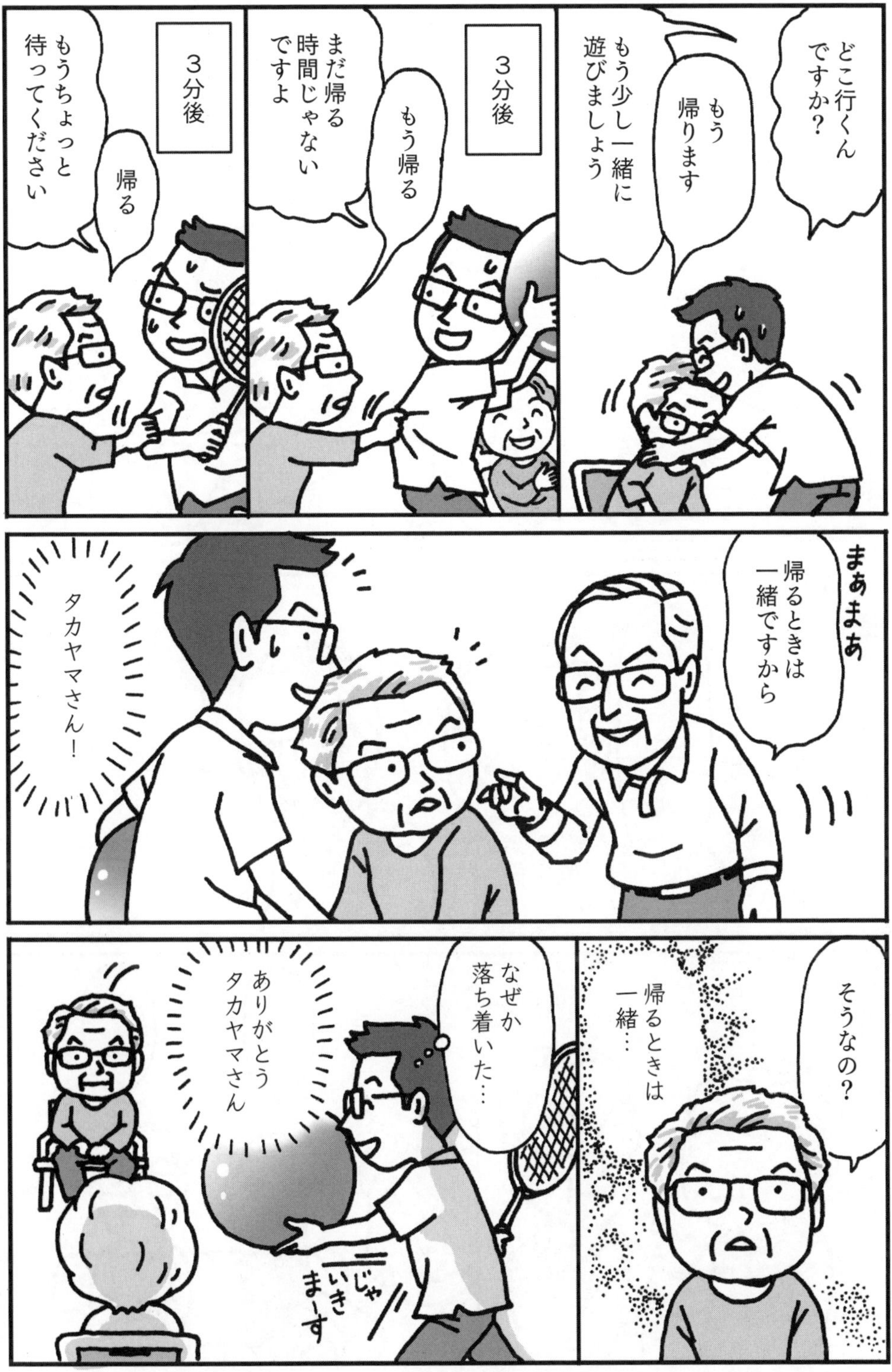
どこ行くんですか？
もう帰ります
もう少し一緒に遊びましょう
3分後
もう帰る
まだ帰る時間じゃないですよ
3分後
帰る
もうちょっと待ってください
まぁまぁ
帰るときは一緒ですから
タカヤマさん！
そうなの？
帰るときは一緒…
なぜか落ち着いた…
ありがとうタカヤマさん
じゃいきまーす

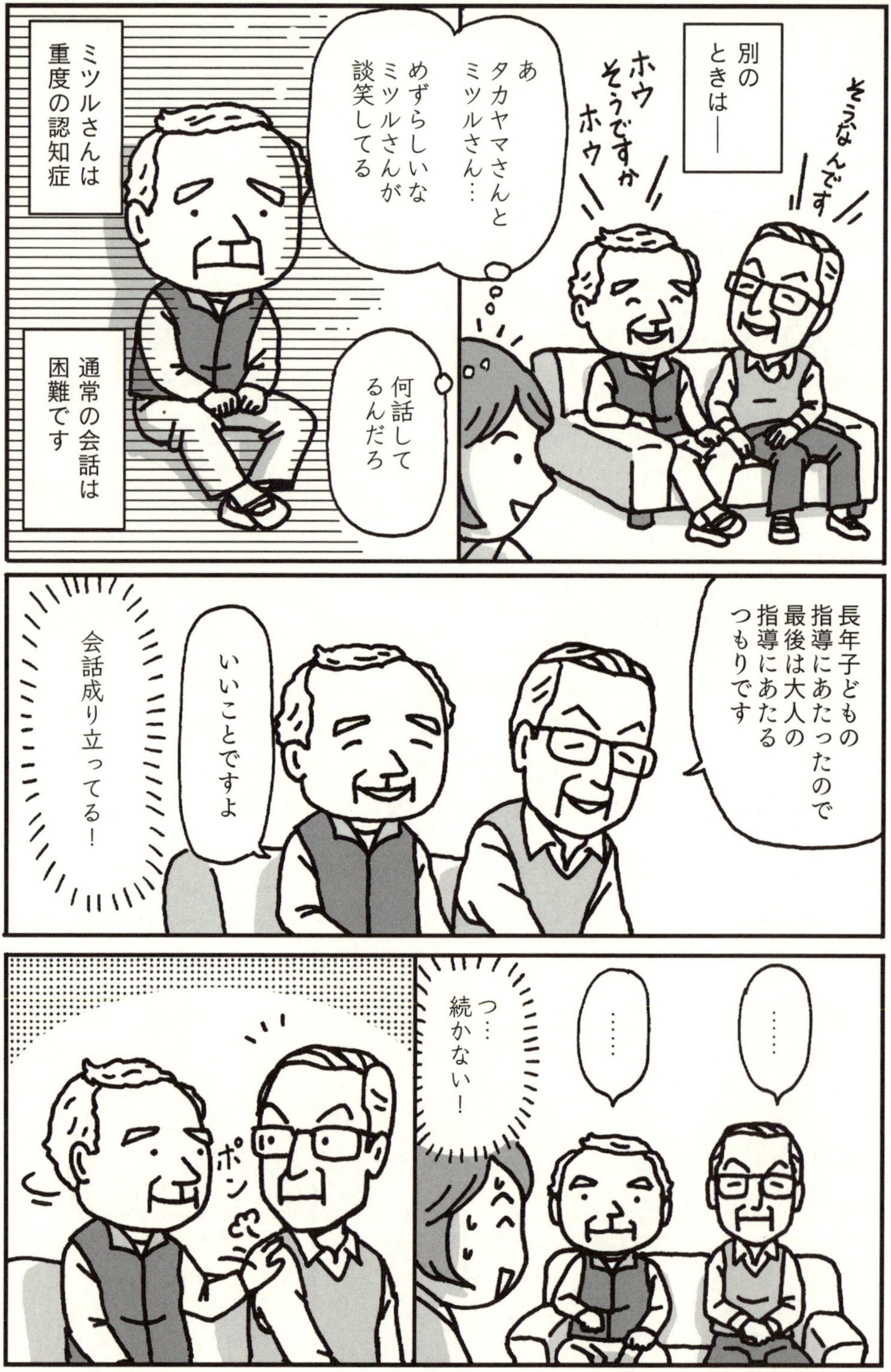
別のときは――
そうなんです
ホウ そうですか ホウ
あ タカヤマさんとミツルさん…めずらしいなミツルさんが談笑してる
何話してるんだろ
ミツルさんは重度の認知症
通常の会話は困難です
長年子どもの指導にあたったので最後は大人の指導にあたるつもりです
いいことですよ
会話成り立ってる！
……
……
つ…続かない！
ポン

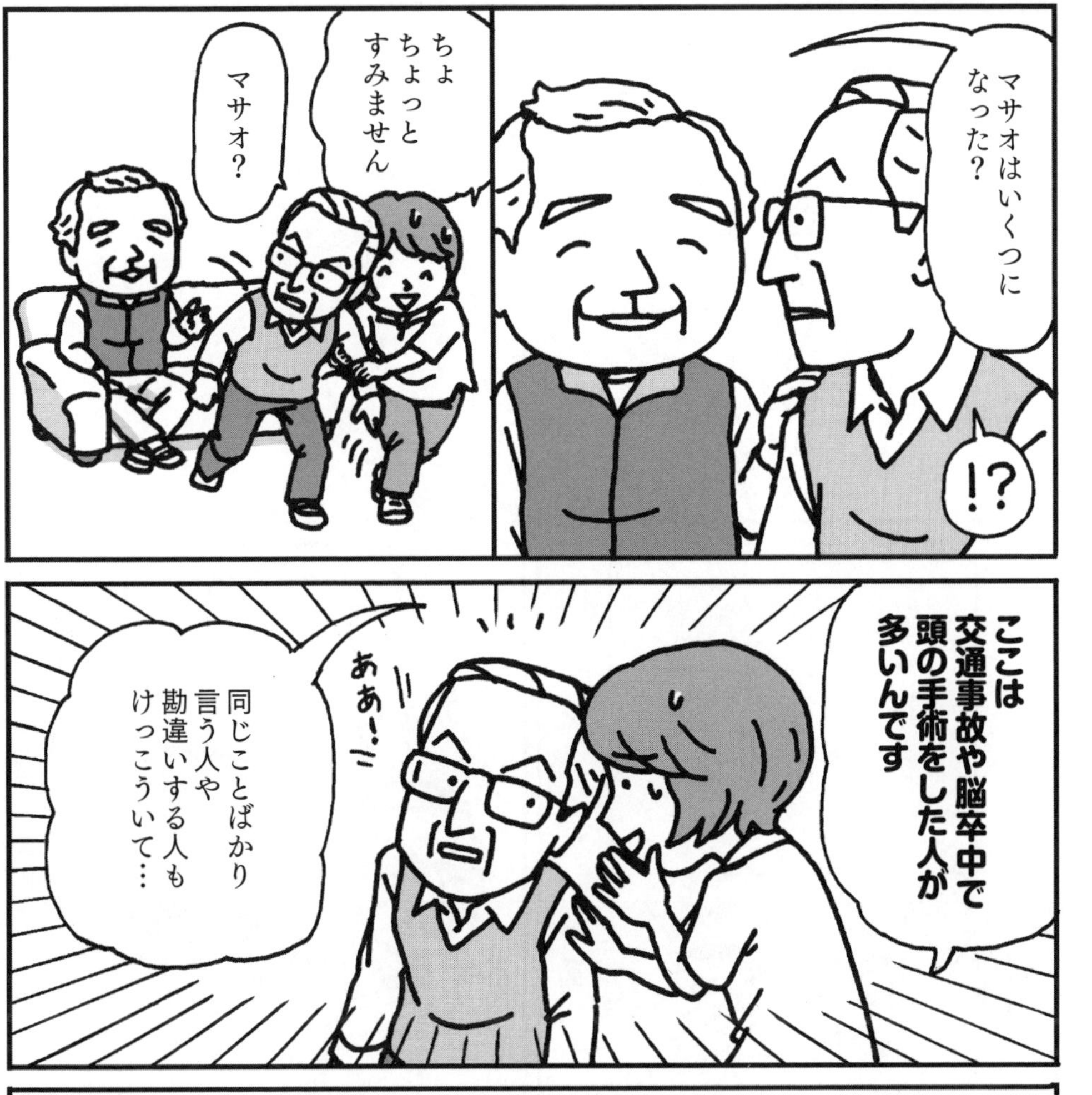
マサオはいくつになった？
!?
ちょ ちょっと すみません
マサオ？
ここは交通事故や脳卒中で頭の手術をした人が多いんです
ああ！
同じことばかり言う人や勘違いする人もけっこういて…
歳をとってからの手術は治りが悪いらしくて…
ああ そうなの
ここは認知症とは言わず引き算でフォロー

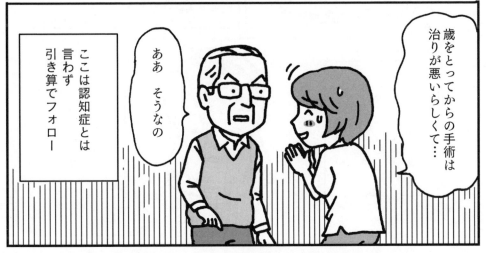

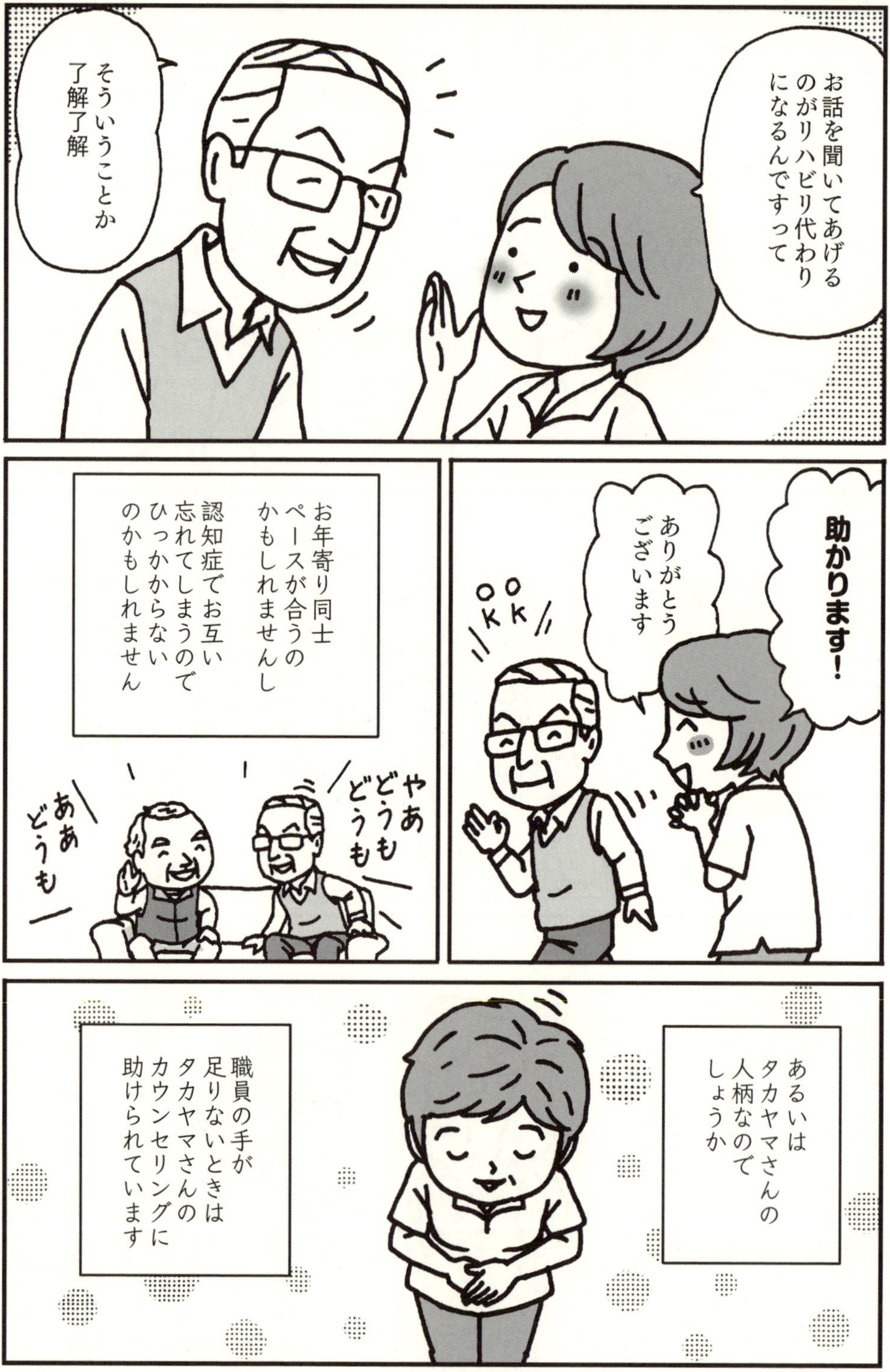
お話を聞いてあげるのがリハビリ代わりになるんですって
そういうことか了解了解
助かります!
ありがとうございます
OK OK
お年寄り同士ペースが合うのかもしれませんし
認知症でお互い忘れてしまうのでひっかからないのかもしれません
やあどうも どうも
ああどうも
あるいはタカヤマさんの人柄なのでしょうか
職員の手が足りないときはタカヤマさんのカウンセリングに助けられています

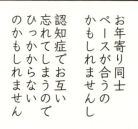

この事例のポイント

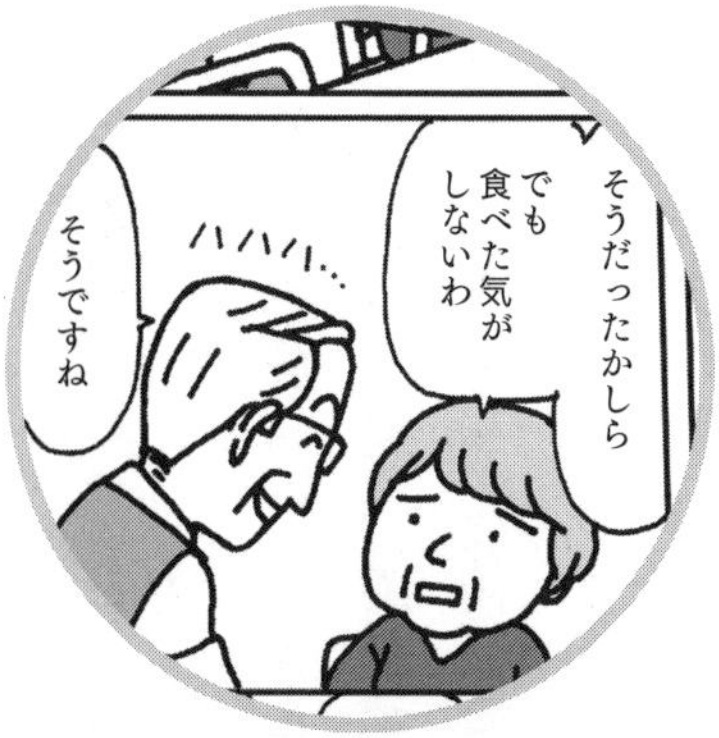

❶ 認知症の人同士の会話

認知症の人同士のおしゃべりは、チグハグでかみ合っていないこともあれば、通じているように聞こえることもあります。お年寄り同士リズムが合うのか、ゆったりと会話が流れるのです。そのためでしょうか、禁句が出ても女性を怒らせずにすんでいました。

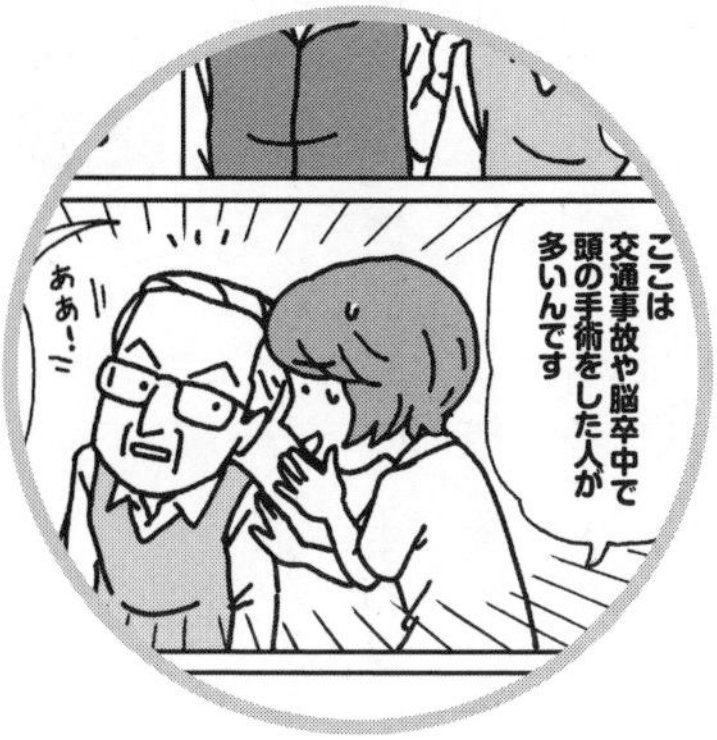

❷ 引き算で状況を説明

このケースでは、会話していたタカヤマさんが会話の食い違いに気づいて、場の空気が変わってしまいました。そんなときは介護者の出番。引き算でフォローしましょう。「認知症」ではお年寄りが不安になるかもしれないので、「頭の手術のせい」にするのがポイントです。

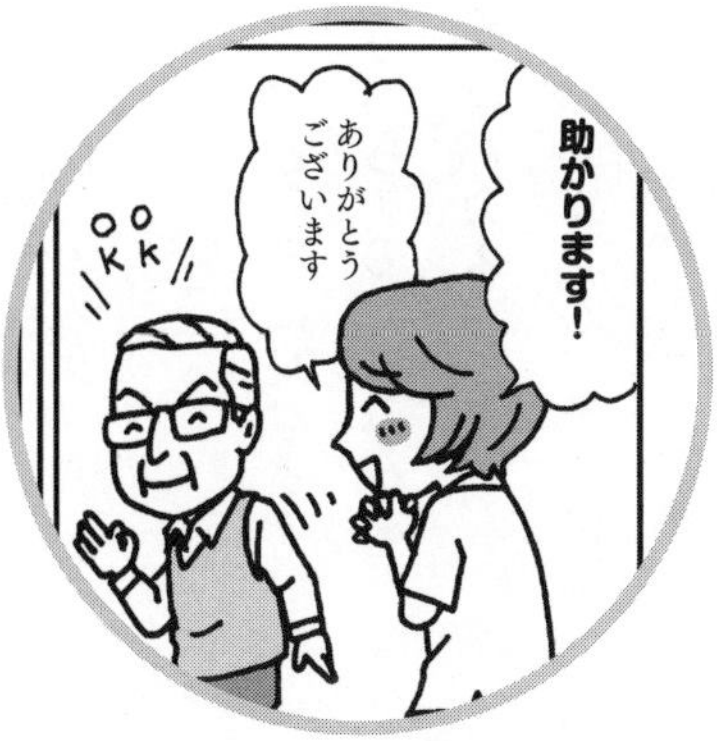

❸ あなたは特別な存在と伝えて

「助かります!」と持ち上げて、ボランティア精神の強いタカヤマさんに「自分より弱い立場の人を助けてあげなくちゃ」という特別感を得てもらっているのです。もっともこの場面の職員は、本当に「助かった」と思っているかもしれませんね。

◎言葉遣いをほめる❗

社長夫人だったウメコさん（82歳）。デイに来ても、「なんで私がこんなところに来なきゃいけないの」とか「誰の指示よ」と、ご機嫌ななめ。まわりにあたりちらすので、みんな困っています。そんなウメコさんの口癖は、「『ら抜き言葉』を使うのはバカよ」。「食べられる」「出られる」を「食べれる」「出れる」と誤って言う人がいますが、そこに反発を感じるようです。職員たちは「ウメコさんの前で、『ら抜き言葉』は禁止」と気をつけていました。それでも、ついうっかり……ということはありますし、いったん怒りだすとエスカレートしてしまうこともありました。

そんなときは、**「ウメコさんの言葉はきれいな日本語ですね」「女学校まで出ている人はやっぱり教養が高いわ」**とほめたり、あるいは逆に、わざとウメコさんに同調して**「今の子はねえ……」**とけなします。ともかく、**「教養ある人は違う」**とウメコさんを持ち上げると「そうなのよ」と落ち着きました。

あるとき、お年寄りがふと口にした「名の知れた人」という表現について、「これは『ら抜き言葉』なのかどうか」で話が盛り上がりました。「あれは、あれでいいのよ」とウメコさん。そんな話題でおしゃべりできるのが嬉しい、といった様子でした。

◎その人の立場を尊重して対応

トシカズさん（85歳）は資産家だったそうです。若いころから人にチップを渡すような暮らしぶりだったと聞きました。認知症になってからもその習慣が抜けません。彼の上着のポケットには、金色のテレホンカード（公衆電話でお金の代わりに使うカード）が詰まった名刺入れが入っていました。

「これは、お金になるので大事に持っておくといい」

トシカズさんはそう言いながら、デイの職員の手にサッと握らせます。デイの送迎時も運転手にカードを渡して、「わかってるよね」とばかりに目配せします。

運転手が固辞すると、トシカズさんは悲しげな顔になります。デイで悲しい顔になってしまうのはなんとも残念。しかし、利用者から金品をもらうことは禁じられています。どうしたらいいでしょうか。ここでも引き算が役立ちます。

ひとまずトシカズさんから、ありがたくカードをいただくことにしました。そのうえで、トシカズさんの妻にあとでこっそり返せばいいのです。この場合は、「いただくこともケアのうち」と考えましょう。「チップをあげる」という行為は、トシカズさんの「特別な」立場を象徴する行為。それを壊すことなく対応できた事例でした。

◎「エリート扱い」で体面を守る

弁護士の家に育ち、父親の弟子にあたる弁護士と結婚したハルコさん（83歳）。エリート意識が強く、世間知らずのまま歳をとりましたが、夫を亡くし、80歳を過ぎたころ認知症になりました。自分の思いどおりにならないとイラつき、悪態を吐きます。

あるとき「ヘルパーが腕時計を盗った」と言いだしたそうです。いわゆる「物盗られ妄想」で、ヘルパーはもちろん盗んだりしていません。ハルコさんのケースに限らず、こんな困りごとはよくあるのですが、役に立つのが「盗難届」です。

まずケアマネジャーと申し合わせて、**「盗難届を出しましょう」**とハルコさんに提案してみました。もちろん「引き算」です。すると、「そんなことできるわけがない。弁護士会の恥でしょ」といっそう怒りだしました。よくよく話を聞くと「弁護士の家で盗難事件が起きたのでは、弁護士会の恥だ」ということのようです。

そこで、**「じゃあ弁護士会に内緒で、こっそり盗難届を出しましょう」**と言ってみました。するとハルコさん、「息子に内緒でね」と何度も念押ししつつ、納得はしてくださったようでした。彼女の息子はサラリーマンで、弁護士会とは何の関係もありませんが、息子の名誉も傷つくと思っているようでした。

ハルコさんの場合は「弁護士会」という言葉が有効で、入浴してくれないときも、**「明日は弁護士会の健康診断だからお風呂お願いします」**と伝えると、「弁護士会では仕方ないわね」と、服を脱ぎ始めます。

エリート意識の高い人の自負心をくすぐって成功に導いた事例でしたが、ハルコさんのように、本人にヒットするキーワードをひとつでも見つけておくのがお勧めです。意味が通じなくても別にいいのです。

意味不明なときの返事は

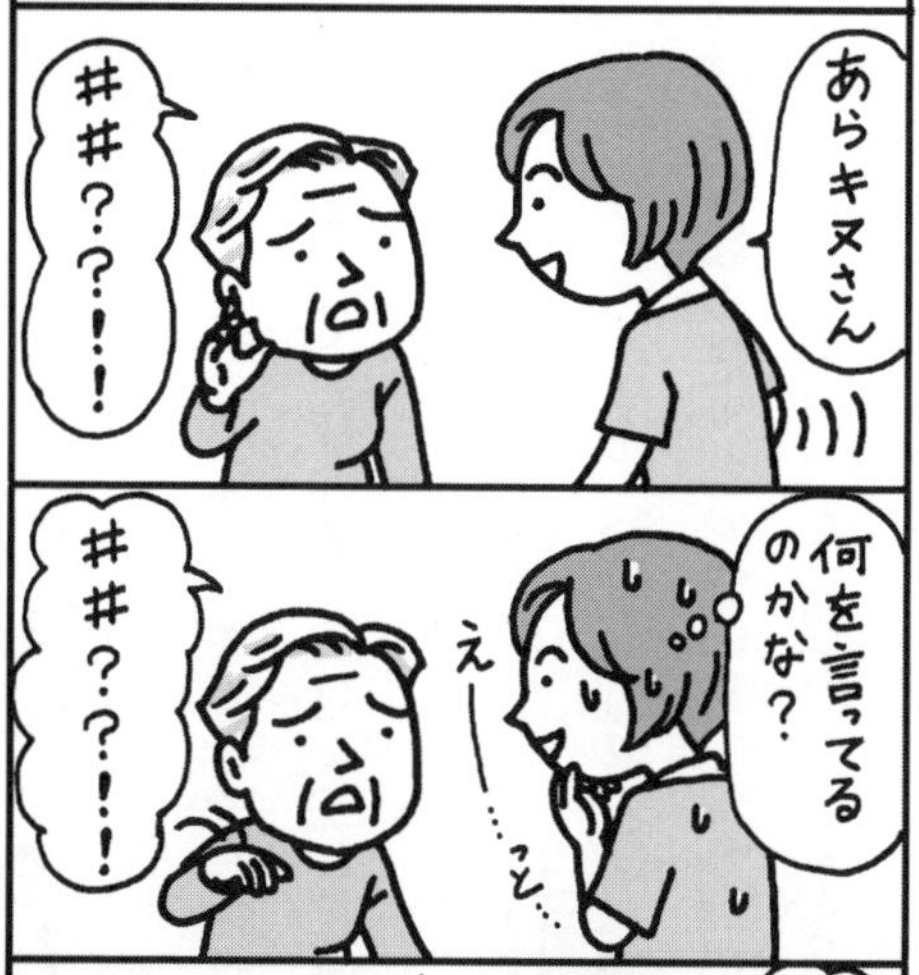
あらキヌさん
＃＃？・？・！・！
何を言ってるのかな？
え――……っと…
＃＃？・？・！・！
あ・そうなのね！
そうなのよ！
そうだったんだー！
満足

解説　言葉が不明瞭になる原因は、滑舌が悪い・口が開いていない・加齢で声が出にくいなど、いろいろ考えられます。この方は「そうなのよ」だけ明瞭でした。「何？」と聞き返すと不機嫌になるので、とりあえず肯定で切り抜けたのです。

◎「修理」を口実に外泊してもらう

「ショートステイを使って少しでも休みたい」という家族が増えていますが、無理もないことです。でも認知症の人は「追いだされる」と勘違いするのか、外泊が大嫌い。何とかしたいところですが、どうしたらいいでしょうか。

こういうときは、外泊しなくてはいけない特別な理由を作ってお願いしましょう。たとえば、オオノさん（80歳）の場合は、**「雨漏りがするので、屋根を修理しなくてはいけなくなった」**と家族に言ってもらいました。本人が「そうか、わかった」と納得したところで、「不自由かけるけど、2～3日お泊まりしてきてね」とお願いすると、無事に外泊を承諾してくれました。

このとき、泊まりの期間が長い場合でも、短めに引き算して伝えるのが重要です。ありのまま伝えると本人が不安がり、言われた内容は忘れても、不安だった感覚は残ってしまうかもしれません。認知症の記憶障害は、うまく利用しなくてはいけません。

また、**「不自由をかけてごめんね」「ありがとう」**と、ねぎらいや感謝の気持ちを伝えて、「家がきれいになったら、必ずむかえに行くから」と、〝見捨てたわけじゃない〟と知らせておくのも大切です。

◎「おいしいもの」で誘う

アルツハイマー病のカンイチさん（78歳）の介護をしてきた娘のカオルさん。「夫が大腸がんで入院することになり、父の面倒をしばらくみられなくなった」と相談に来ました。家にいるのが大好きな父親は、泊まりの介護サービスはすべて拒否しているそうです。老健の利用を提案したものの、どう誘うかが問題。そこで「検査の結果、糖尿病と診断された」と引き算することにしました。

娘からカンイチさんに「糖尿病だった」と伝えてもらい、続けて「○○先生（主治医）は入院が必要だって。でも、病院の食事はまずいし、規律も厳しいので入院はさせたくないの」と説明してもらいました。

そして**「その代わりに、おいしいものを食べながら、治療をできるところを探したわ。評判が良くてすごく混んでいるのでコネを使ってやっと予約できた」**と、食事療法の施設と称して宿泊つきの介護サービスを勧めました。

最後にカオルさんが「死ぬのはまだ早いでしょ」とダメ押ししたところ、無事に老健へつなぐことができたとか。「病気で引き算するのは酷」と感じるかもしれませんが、緊急時にはこんな手段もあるということで、事例をご紹介しておきます。

◎「特別車で送迎」と言って病院へ

あってほしくないことですが、デイに来るのはお年寄りですから、体調が急変することもあります。ある日、キムラさん（78歳）が意識を失ったので、あわてて職員が救急車を呼びました。ところが、（もちろん嬉しいことですが）救急車が到着するころにはキムラさんが意識を取り戻していたのです。

それでも何か病気が隠れている可能性はありますから、念のため病院へ搬送することになりました。救急隊員がキムラさんの意識レベルをチェックしようとしますが、本人は事情がつかめません。隊員が「名前を言ってください」と言うと、「なんでお前なんかに言わなきゃいけないんだ」と怒りだす始末。見守っている職員はハラハラ。

なかのひとりが「すみません、認知症なので……」と本人に聞こえないように小声で伝えると、「何をぐちゃぐちゃ言ってんだ」と、キムラさんの怒りがますますエスカレートしていくようでした。挙げ句、救急車に乗るよう隊員がキムラさんをうながした途端、「なんで乗らなきゃいけないんだ！」と大声を上げてしまいました。

このとき、近くにいた男性職員が機転を利かせて、引き算を一言。

「さあキムラさん、帰りましょう。今日は特別に大きな車を用意しました。僕

も一緒に帰りますから」

こう言うと、キムラさんは「おおそうか！」とにっこりして、そのまま救急車へ乗り込みました。

逆に、こんな方法が有効だったときもあります。足首の骨折で入院したミヨコさん（82歳）。認知症なので、「安静に」という医師の指示やケガのことを忘れてしまい、「ご飯作らなくちゃ」とベッドから下りようとします。本人に事情を言い含めてもすぐ忘れてしまいました。

そこで**「あなたの足は折れています」とベッドわきの壁に貼り紙**をしたところ、動くことは少なくなりました。貼り紙を忘れて下りようとするときも、同室の人が「あなたの足は折れているよ」と言ってくれるので、ミヨコさんはハッと気づいて静かになります。このように、「足し算」でもそれが常に誰かの目にも入るようにしておくと効果が出る場合があります。

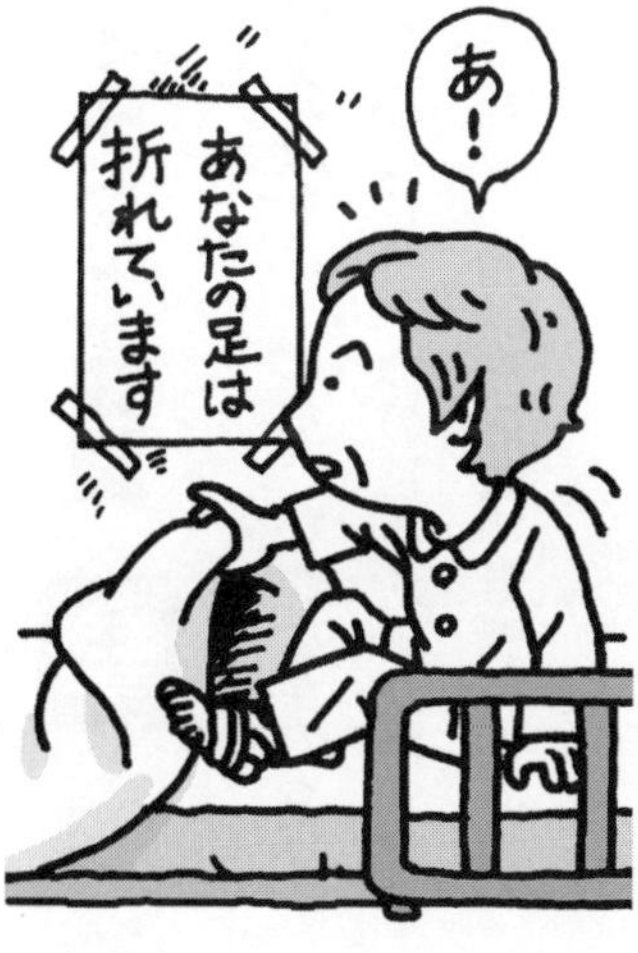

◎「年金がもらえなくなる」とマイナスを強調

ケイジさん（85歳）は保育園などを経営する某法人の理事長でした。なかなかのやり手で、事業規模をどんどん拡大した実績があります。ところが、いつのころからか認知症の兆候が。会合に出かけたのに会場にたどり着けなかったり、会議を忘れて無断欠席したりと、異変が起きるようになったとか。

「認知症の心配があるので」と、妻が専門医への受診を勧めたところ、「おれが認知症とは何事だ！」と大騒ぎになってしまいました。可愛がっている一人娘が「私が説得する」とチャレンジしても結果は同じ。次は孫に頼むか、でもまた怒らせたらどうしようと、家族がピリピリした状態になってしまいました。そんなころ、娘から「どうしたら受診してもらえるでしょうか」と相談を受けました。

私は、家族にこう提案しました。

「『**健康診断を受けないと、来年から年金がもらえなくなると新聞に出ていた。だから、今のうちに受けたほうがいい。お父さんが年金もらえなくなったら、私たちも困るし**』と、ゆっくり説明してあげてください。本人に言うときは、堂々と言うようにしてくださいね」

この言葉かけのポイントは、「年金が止められる」とマイナスを強調した点にあります。

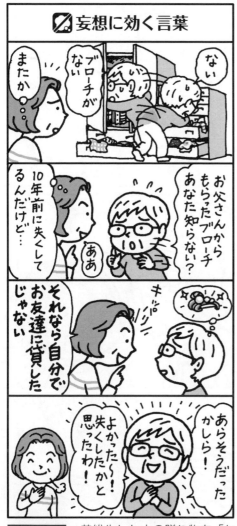

後日談ですが、病院をあれだけイヤがっていた人が、「もらえるものは、もらわなきゃ！」と一転し、何とか受診にこぎつけたそうです。

妄想に効く言葉

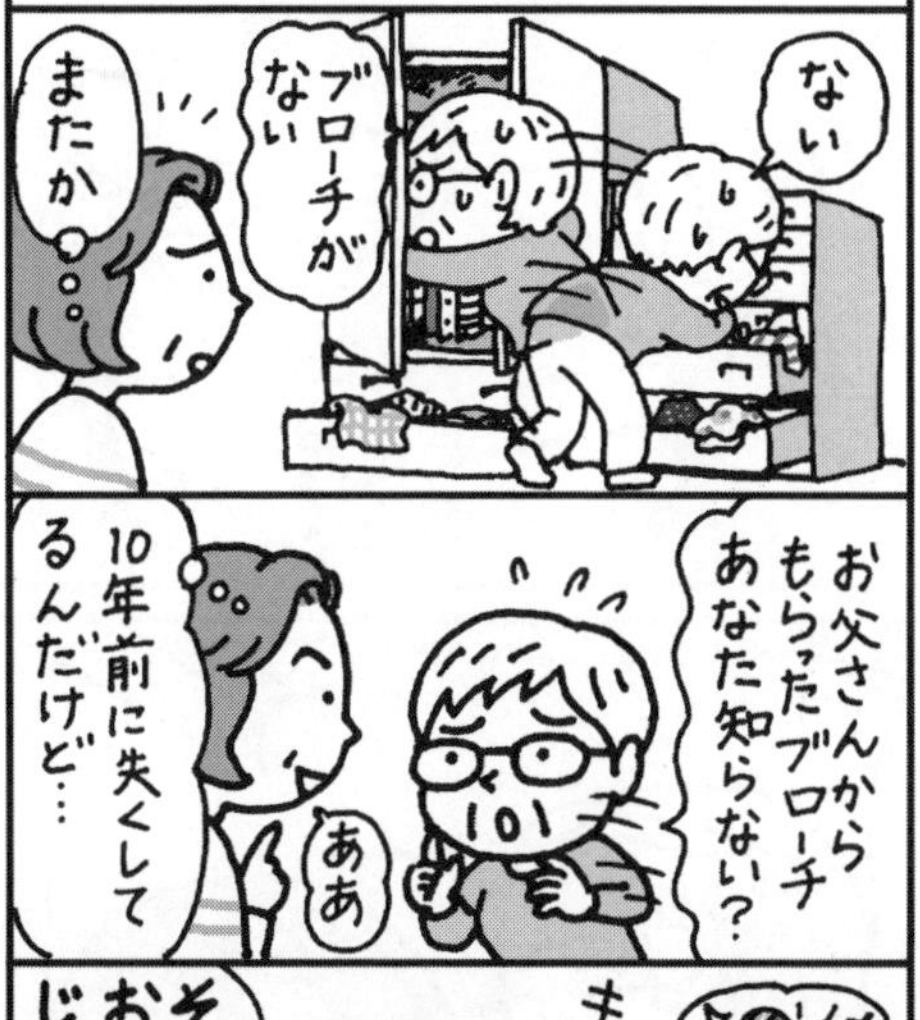
ない
ブローチがない
またか
お父さんからもらったブローチあなた知らない？
ああ
10年前に失くしてるんだけど…
キッパリ
それなら自分でお友達に貸したじゃない
あらそうだったかしら！
よかった〜！失くしたかと思ったわ！

解説 昔紛失した夫の贈り物を「ない」と言って探す女性の例。夫と死別後、症状が出始めました。「なくしたでしょ」と言うと混乱する場合は、「自分で誰かに貸した」ことにして忘れるのを待ちましょう。

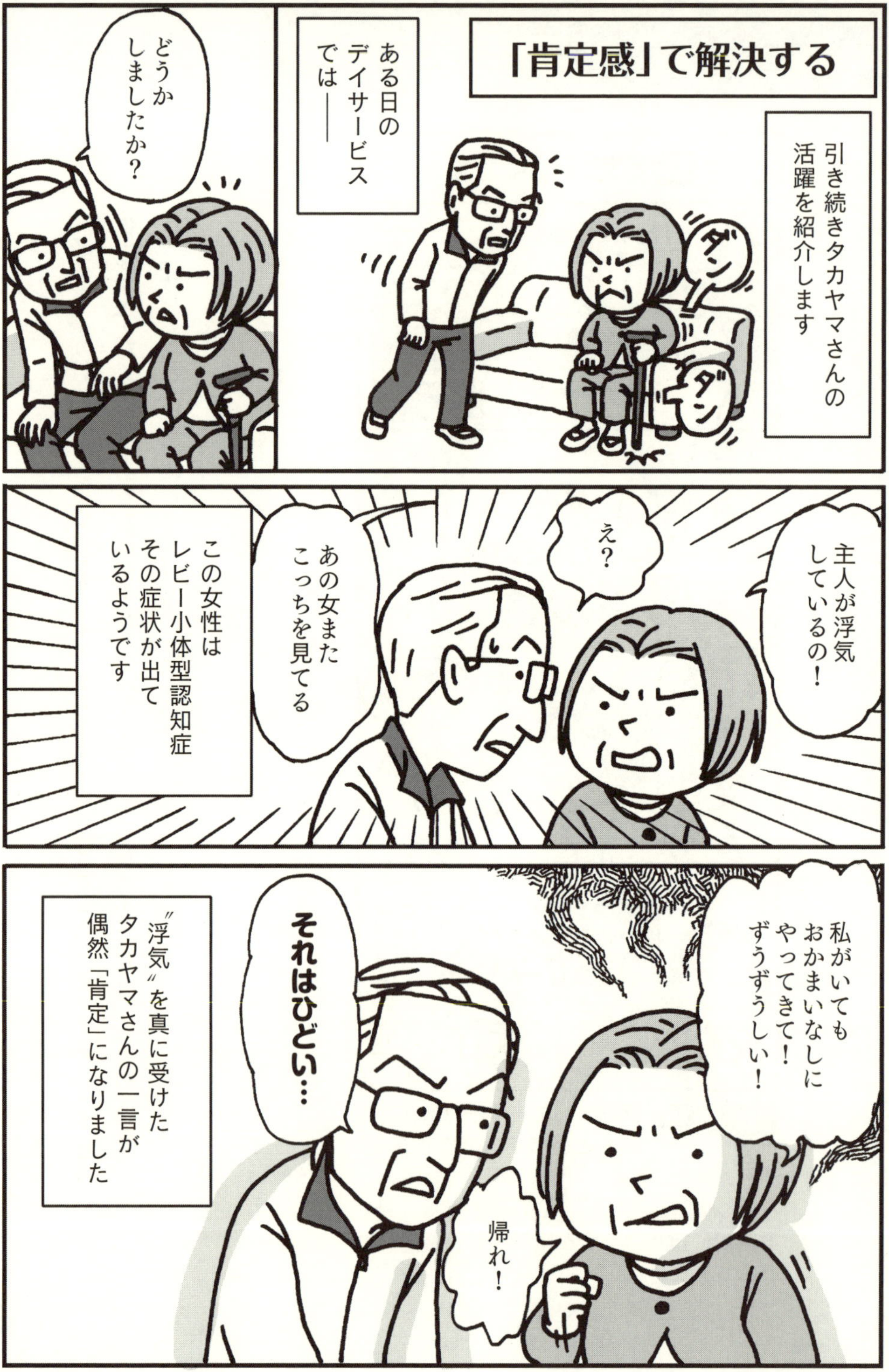
「肯定感」で解決する
引き続きタカヤマさんの活躍を紹介します
ある日のデイサービスでは――
ダン
ダン
どうかしましたか？
主人が浮気しているの！
え？
あの女またこっちを見てる
この女性はレビー小体型認知症その症状が出ているようです
私がいてもおかまいなしにやってきて！ずうずうしい！
帰れ！
それはひどい…
〝浮気〟を真に受けたタカヤマさんの一言が偶然「肯定」になりました

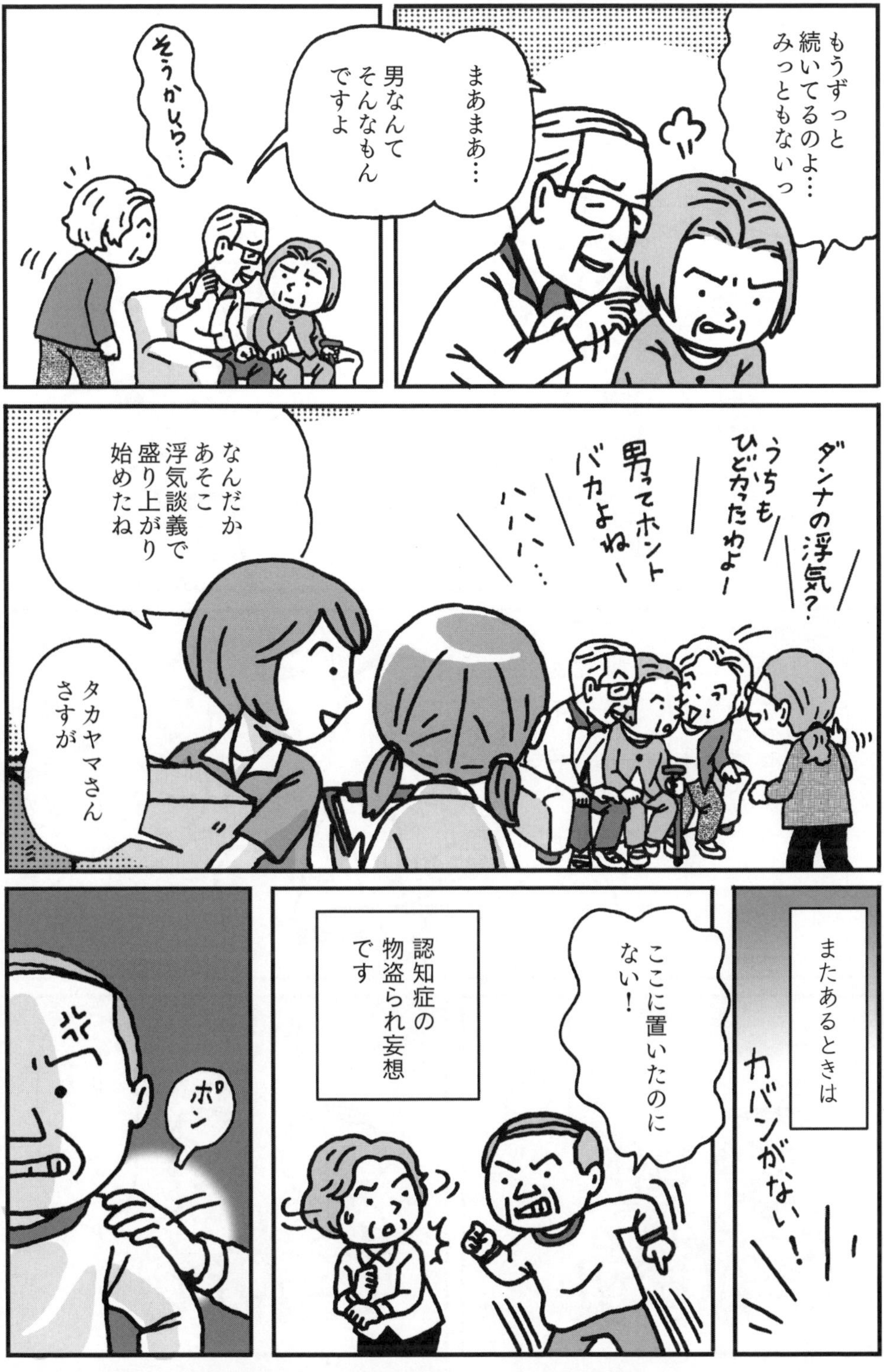
もうずっと続いてるのよ…みっともないっ
まあまあ…男なんてそんなもんですよ
そうかしら…
ダンナの浮気？
うちもひどかったわよー
男ってホントバカよねー
ハハハ…
なんだかあそこ浮気談義で盛り上がり始めたね
タカヤマさんさすが
またあるときは
カバンがない！
ここに置いたのにない！
認知症の物盗られ妄想です
ポン

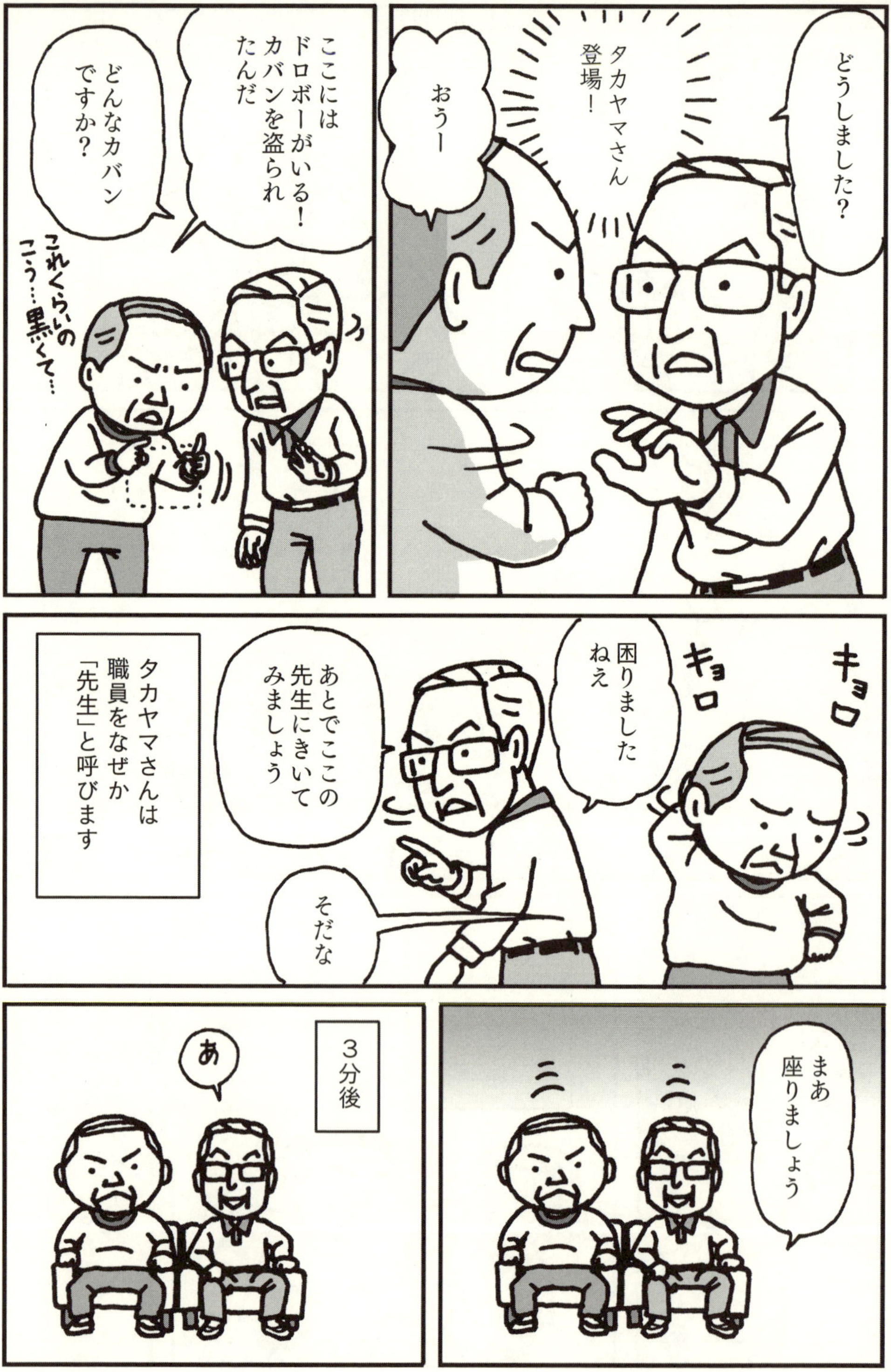
どうしました?
タカヤマさん登場!
おうー
ここにはドロボーがいる!カバンを盗られたんだ
どんなカバンですか?
これくらいのこう…黒くて…
キョロキョロ
困りましたねえ
あとでここの先生にきいてみましょう
そだな
タカヤマさんは職員をなぜか「先生」と呼びます
まあ座りましょう
3分後
あ

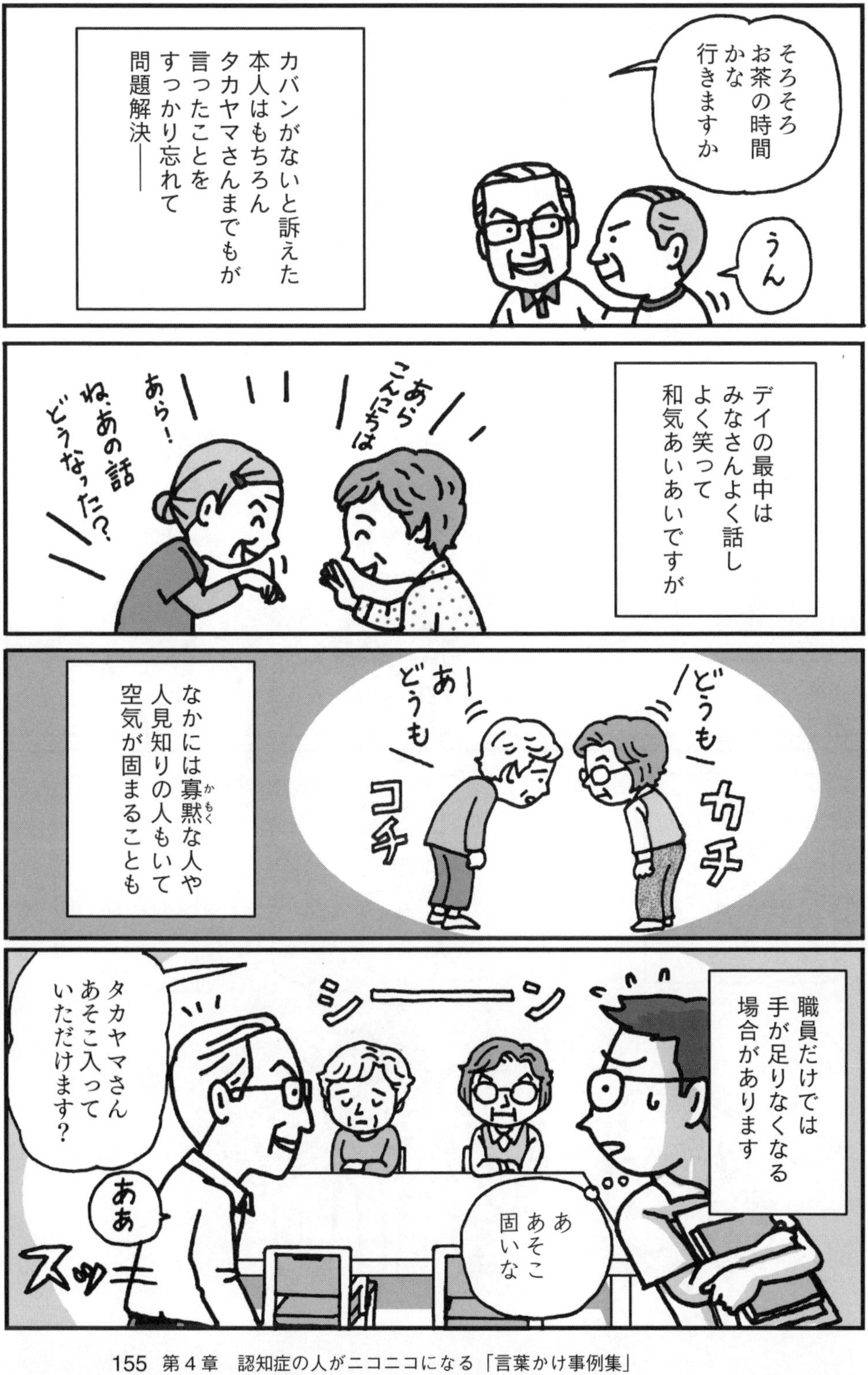
そろそろ
お茶の時間
かな
行きますか
うん
カバンがないと訴えた
本人はもちろん
タカヤマさんまでもが
言ったことを
すっかり忘れて
問題解決——
デイの最中は
みなさんよく話し
よく笑って
和気あいあいですが
あら
こんにちは
あら!
ね、あの話
どうなった?
どうも
カチ
あ
どうも
コチ
なかには寡黙《かもく》な人や
人見知りの人もいて
空気が固まることも
職員だけでは
手が足りなくなる
場合があります
シーーン
あ
あそこ
固いな
タカヤマさん
あそこ入って
いただけます?
ああ
スッ

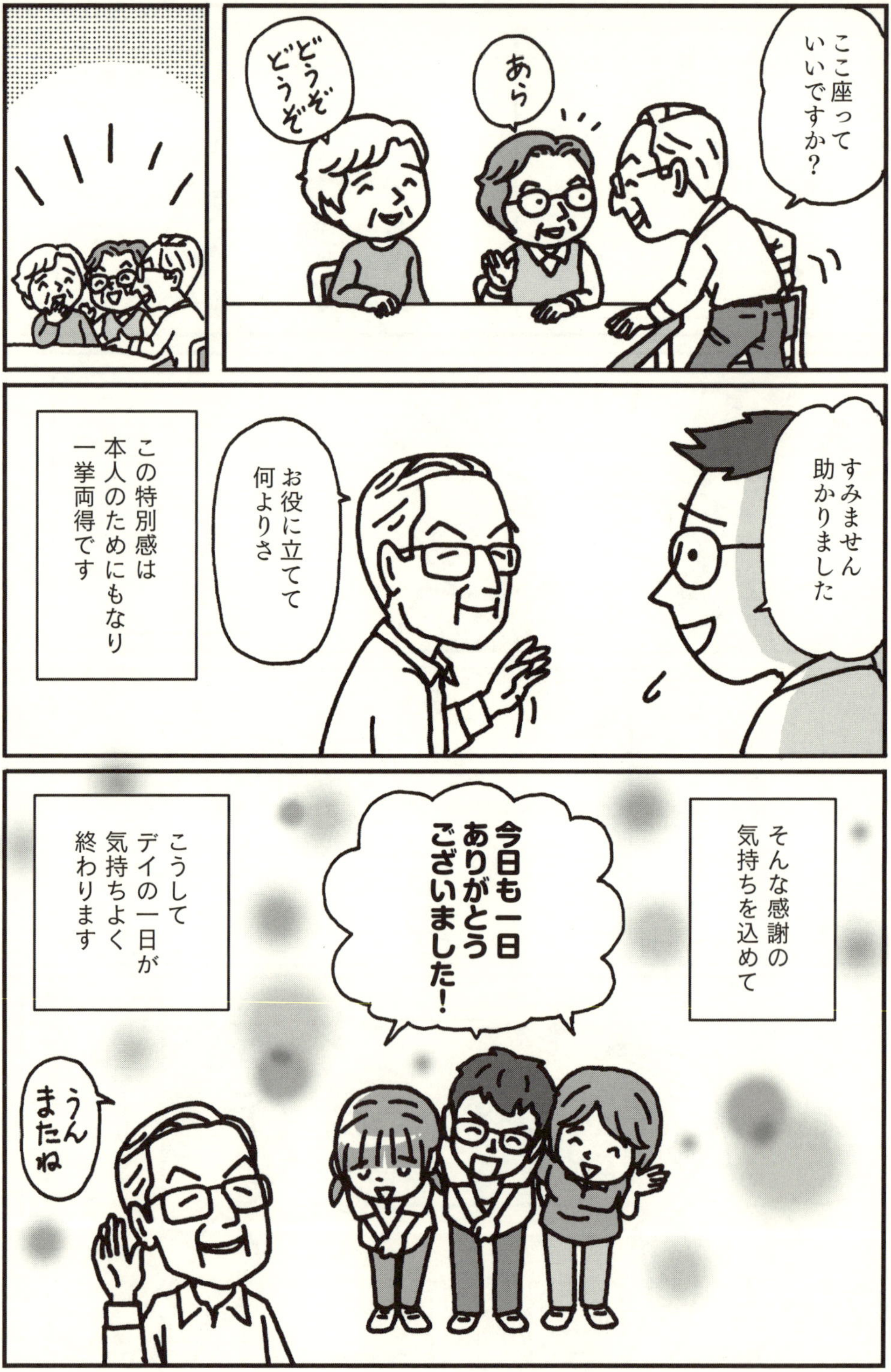
ここ座って
いいですか?
あら
どうぞ
どうぞ
すみません
助かりました
お役に立てて
何よりさ
この特別感は
本人のためにもなり
一挙両得です
そんな感謝の
気持ちを込めて
今日も一日
ありがとう
ございました!
こうして
デイの一日が
気持ちよく
終わります
うん
またね

この事例のポイント

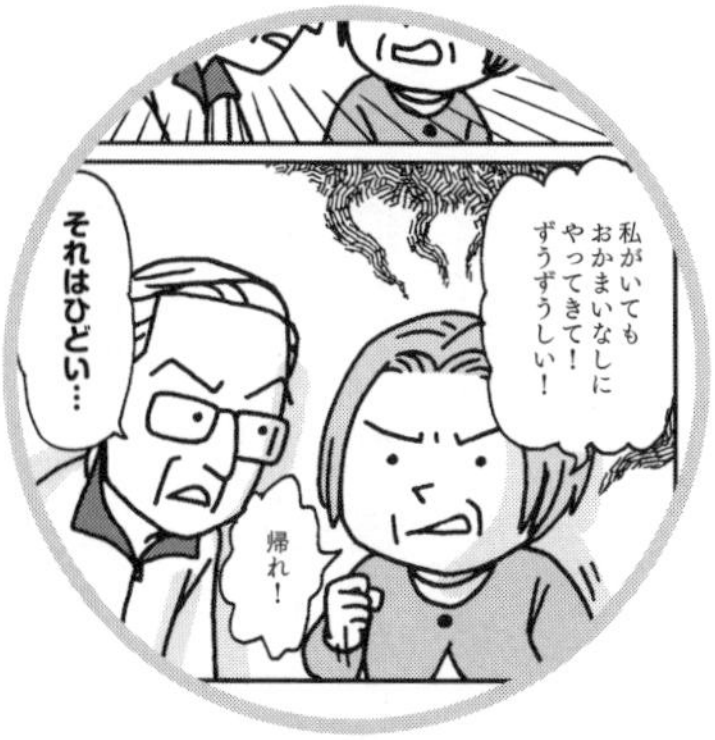
私がいても おかまいなしに やってきて！ ずうずうしい！
帰れ！
それはひどい…

❶ 幻視への対応

右の女性には「幻視」（あるはずがないものが見える）という、レビー小体型認知症特有の症状が出ています。夫の浮気相手が見えているのでしょう。この場合はタカヤマさんがしているように、相手の言うことを肯定するのが対応の基本です。

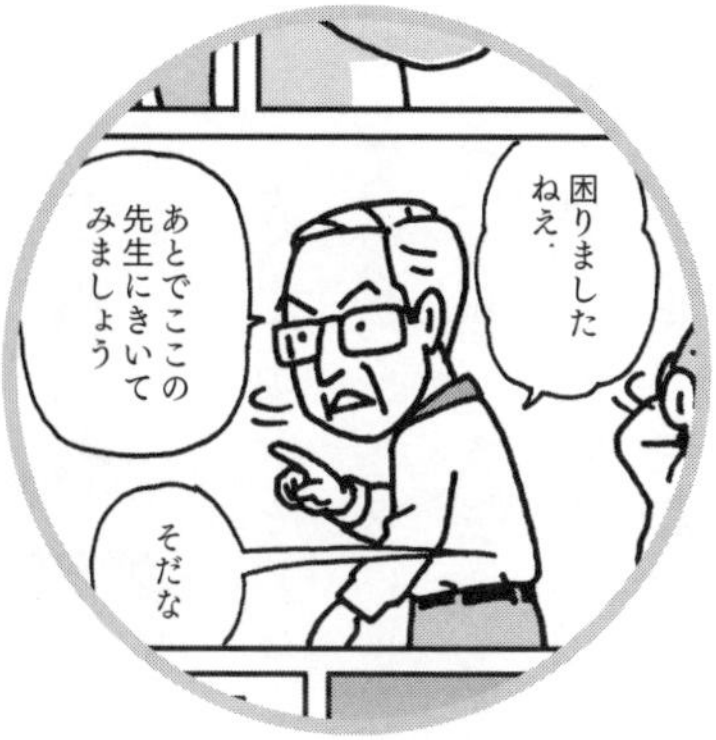
困りました ねえ．
あとでここの 先生にきいて みましょう
そだな

❷ 話を否定しないで聞く

お年寄りの話を聞いて肯定・共感するタカヤマさんは、本物のカウンセラーのようでした。「頭の手術で」と説明しておいても、ときどき「私は認知症の人の世話をしに来ている」と言うのでハラハラしましたが、そこは職員がうまく介入すればＯＫ。心強い味方です。

Column

デイの上手な使い方

私は、認知症の人は、デイサービスを週2～3回から利用するよう勧めています。

週1回だと通っていることを忘れてしまい、本人は毎回「初めての場所へ行く＝居心地が悪い」と感じてしまいます。加えて、そんな気持ちのときにトラブルがあると、イヤな感覚だけが残り通所拒否につながります。

逆に、頻繁に通っていると、認知症であっても「顔なじみ」の関係を作りやすく、ちょっとしたトラブルなら、それ以上の楽しさで記憶を〝上書き〟できたりするからです。

◎「大人の学校」と思ってもらう

お年寄りをデイに連れだしても、すぐ場に馴染んでもらえるとは限りません。しかも認知症ですから、事情をすっかり忘れて、漠然と「自分は何をしにここに来ているんだろう」「ここは自分のいる場所なんだろうか」と感じている人もたくさんいます。それが「帰りたい」とか、「こんなところにいたくない」と言いだす原因になっているかもしれません。

まだデイに来て日の浅いケンジさん（85歳）も、なかなか場に馴染めないタイプでした。お茶を出しても不安そうで落ち着きません。顔に「帰りたい」と書いてあります。そんな様子がうかがえるとき私は、胸に手を当ててこう言います。

「ここは『大人の学校』です。70年も80年も生きていると、ここにヘドロがいっぱい溜まっていますよね。吐きださないと安心して死ねないから、私もここで吐きだすの」

そうするとケンジさんは、〝ふーん〟という表情でうなずいてくれます。

さらに、「死ぬときはラクなほうがいいよ。だから吐きだそう」と私が付け加えると、納得顔になってくれました。「死」に踏み込んでいいのか？　と考える人もいるでしょうが、タブー視しないで普通に触れると、お年寄りもごく自然に受け入れてくれるのです。

◎ほめてから共感する❗

ユリコさん(78歳)は気難しい女性で、なかなかデイに来てくれませんでした。通うようになってからも一日中、不平不満ばかり。入浴・食事・送迎など、何かしようとするたびに、職員に反発してグチが続きます。私が見る限り、自己評価も下がりきって、常に気持ちが塞いでいるようでした。「かまってほしい」という気持ちもあるのでしょうか。

ユリコさんが落ち込んでいる原因のひとつは、自分と妹を比べてしまうところにあるようでした。若いころのユリコさんは、女学校でも成績優秀、「小町」と言われたほどの才媛でしたが、縁に恵まれず生涯独身。これに対し妹は、幸せな結婚をして大勢の孫にも恵まれていたのです。「あたしより器量も悪いのに、なんであの子ばっかり……」と、毒を吐くこともありますが、そんなとき私は、必ずこう言います。

「小町と言われたほどの美人で、おまけにあの時代に女学校まで出たなんてすごいわよねえ。うらやましいわ」。そして、**「でも、こんなはずじゃなかったわよね」**としみじみ付け加えます。するとユリコさんは、「そうなのよ……」と目を細め、穏やかに昔を懐かしみ始めます。幸せだった若いころの話を聞かせてもらいました。状況は変わりませんが、肯定することで少し穏やかに過ごしてもらえた例です。

◎心根を肯定して気分を変える！

前ページでは、ユリコさんの経歴を肯定してグチをおさめる言葉かけを紹介しましたが、せっかくですから別の例も紹介しておきましょう。今度は姉にコンプレックスを抱くハナコさん（87歳）と職員との、ある日の会話を再現します。

ハナコ「姉は美人だからさっさと嫁に行ったの。売れ残った私は実家のお荷物よ……」
職員「そうなの……、苦労が多かったのねえ」
ハナコ「そう、器量が悪いと損ばっかり……」
職員「いいの。**ハナコさんは心美人だから。**お得もたくさんあったしね」
ハナコ「そうかあ。お得ね……」

ハナコさんは〝よくわからないけど、妙に納得〟という顔つきになりました。

このように、相手の気持ちを受け止めたうえで、「心美人」という言葉を重ねるのは有効な言葉かけです。よく考えると意味不明ですが、「あなたは心が美しい」と肯定されてイヤがる人はいません。どんな場面や人にも使え、しかも最高の褒め言葉に聞こえるでしょう。

◎いたわって共感する❗

もともと僧侶だったヤスヒコさん（88歳）。現役時代、傾きかけたお寺を住職として立派に立て直した人ですが、75歳を過ぎたころから認知症の症状が出始めました。

それでも不思議なもので、お経はちゃんと唱えられます。おかげでどうにか仕事を続けていましたが、やがて本人のイライラが強くなり、家族に対して攻撃的な態度が出るようになりました。そこで私は、こう言ってみるようにアドバイスしました。

「あなたのおかげで、立派なお寺になったわ。ありがとう」

「長い間お疲れさまでした」

このようにねぎらい、感謝の気持ちを伝えたあとで、

「でも、こんなはずじゃなかったよね」

と言い足すのです。「こんなはず」が何を指すか明確ではありませんが、それはどうでもいいのです。大事なのは、ヤスヒコさんのイライラを肯定すること。試しに言ってみたところ、ヤスヒコさんは「そうだなあ」と言って、少し落ち着いた表情になったと、あとで家族が教えてくれました。

◎言葉をかけるタイミングを見計らう

国立大学を出て検事になったトダさん（80歳）。後に弁護士に転身し、70歳を過ぎてもまだ現役で働いていましたが、出先で鞄をなくしたり、タクシーに乗っても行き先を告げられなかったりと、生活に支障が出始めます。

あちこちの介護事業所をたらい回しにされ、私たちのデイにたどり着いたころには、すっかり〝重度〟になっていました。「なぜこんなところに閉じ込めるんだ！」と激怒して大暴れします。暴れていないときでも、目には怒りとおびえが浮かんでいました。黙ったままで食事も摂らないことがあります。私の目には〝こんな状態になってしまった自分自身への憤り〟に映りました。そこで、3回ほど通ったあとのある日、近くに寄って、そっとこう伝えてみたのです。

「トダさんは有名大学を出て、検事や弁護士として大勢を助けてきた人ですよね。それなのに、こんなはずじゃなかったですよね」

するとトダさんの表情が和らぎ、「私に何かできることはありますか」と言ってくれました。その〝誰かの役に立ちたい〟と訴える優しい声の響きに感動したことを今でもよく覚えています。

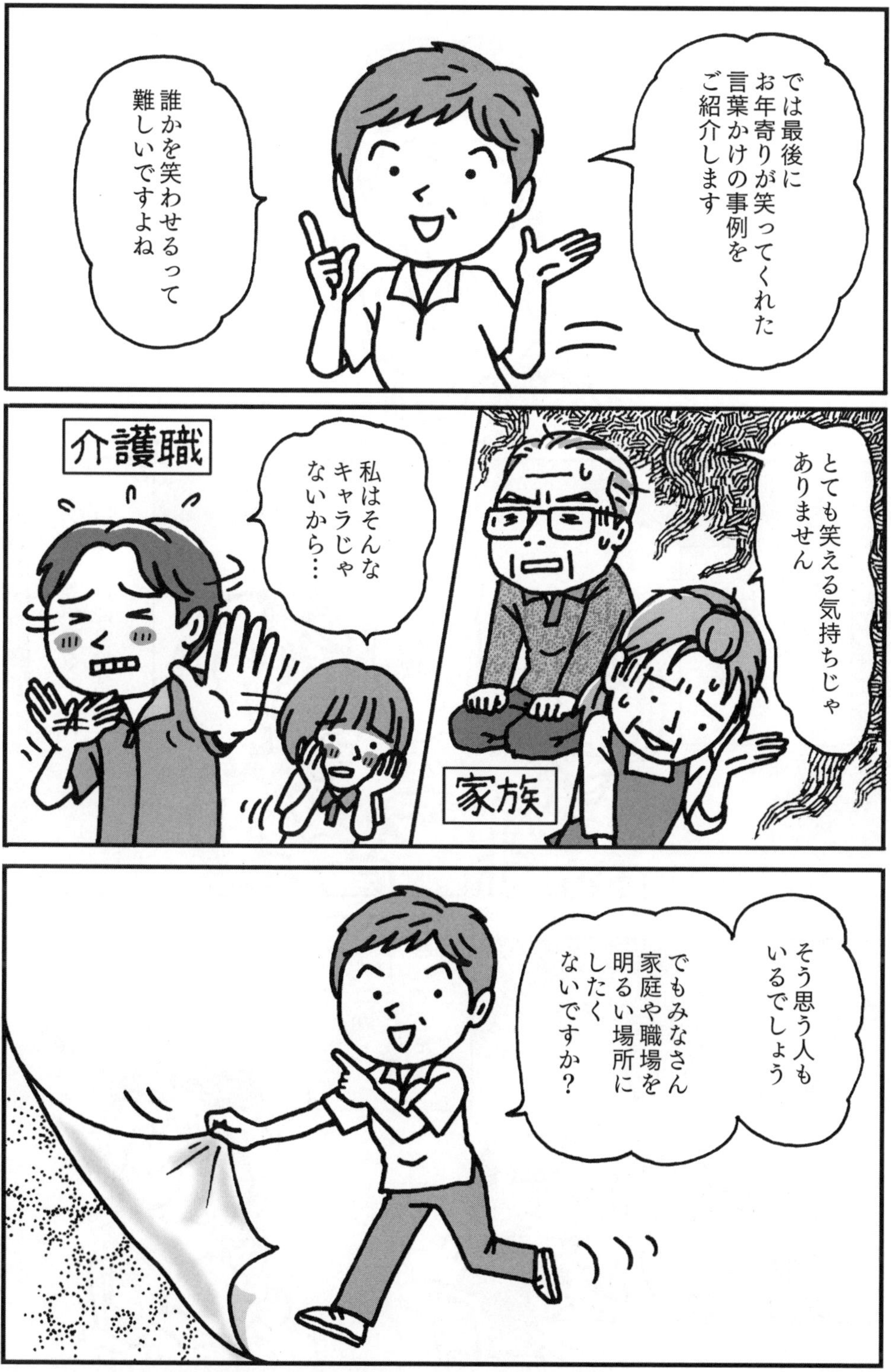
では最後に
お年寄りが笑ってくれた
言葉かけの事例を
ご紹介します
誰かを笑わせるって
難しいですよね
とても笑える気持ちじゃ
ありません
家族
介護職
私はそんな
キャラじゃ
ないから…
そう思う人も
いるでしょう
でもみなさん
家庭や職場を
明るい場所に
したく
ないですか?

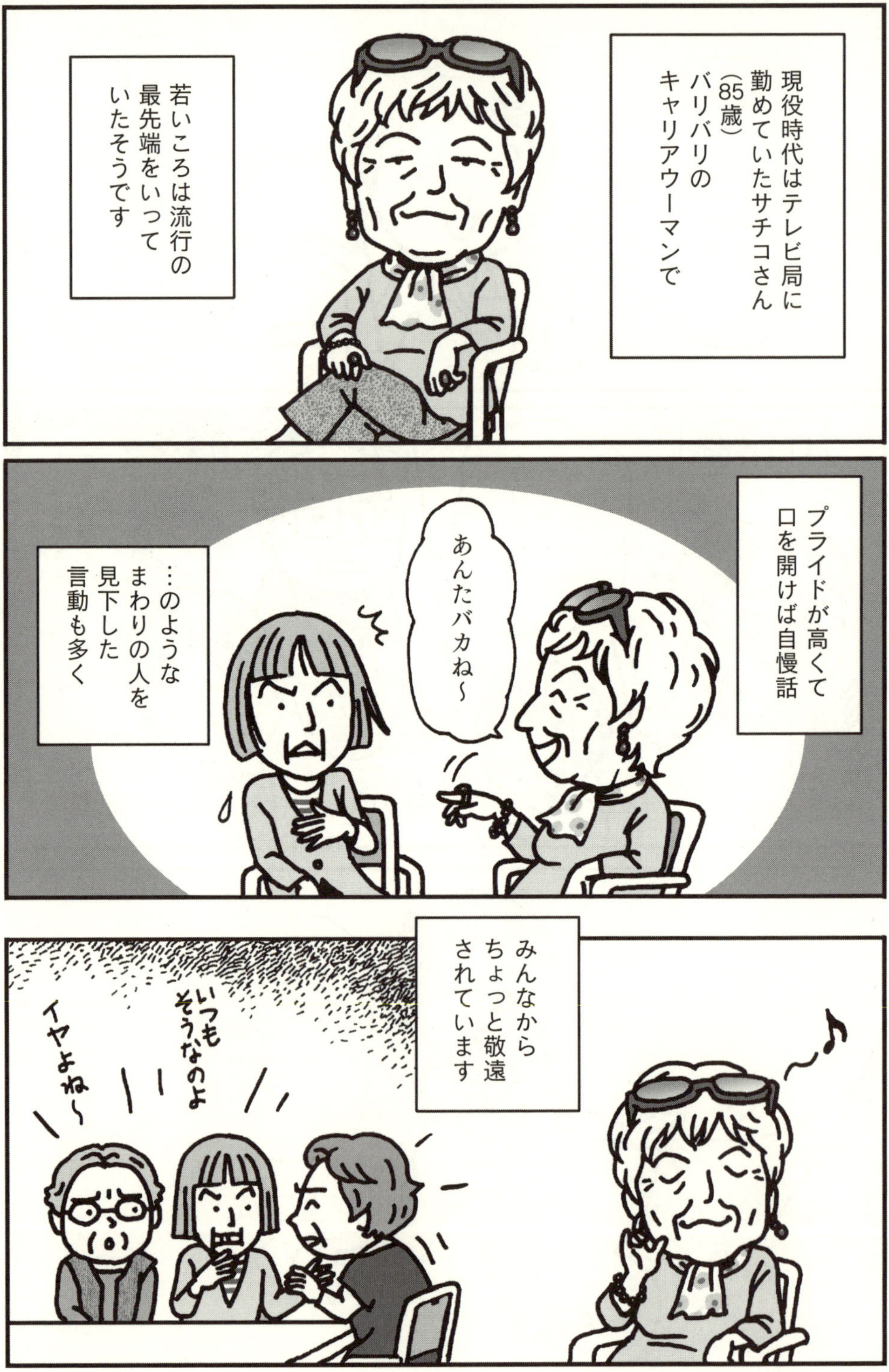
現役時代はテレビ局に勤めていたサチコさん（85歳）バリバリのキャリアウーマンで
若いころは流行の最先端をいっていたそうです
プライドが高くて口を開けば自慢話
あんたバカね～
…のようなまわりの人を見下した言動も多く
みんなからちょっと敬遠されています
いつもそうなのよ
イヤよね～

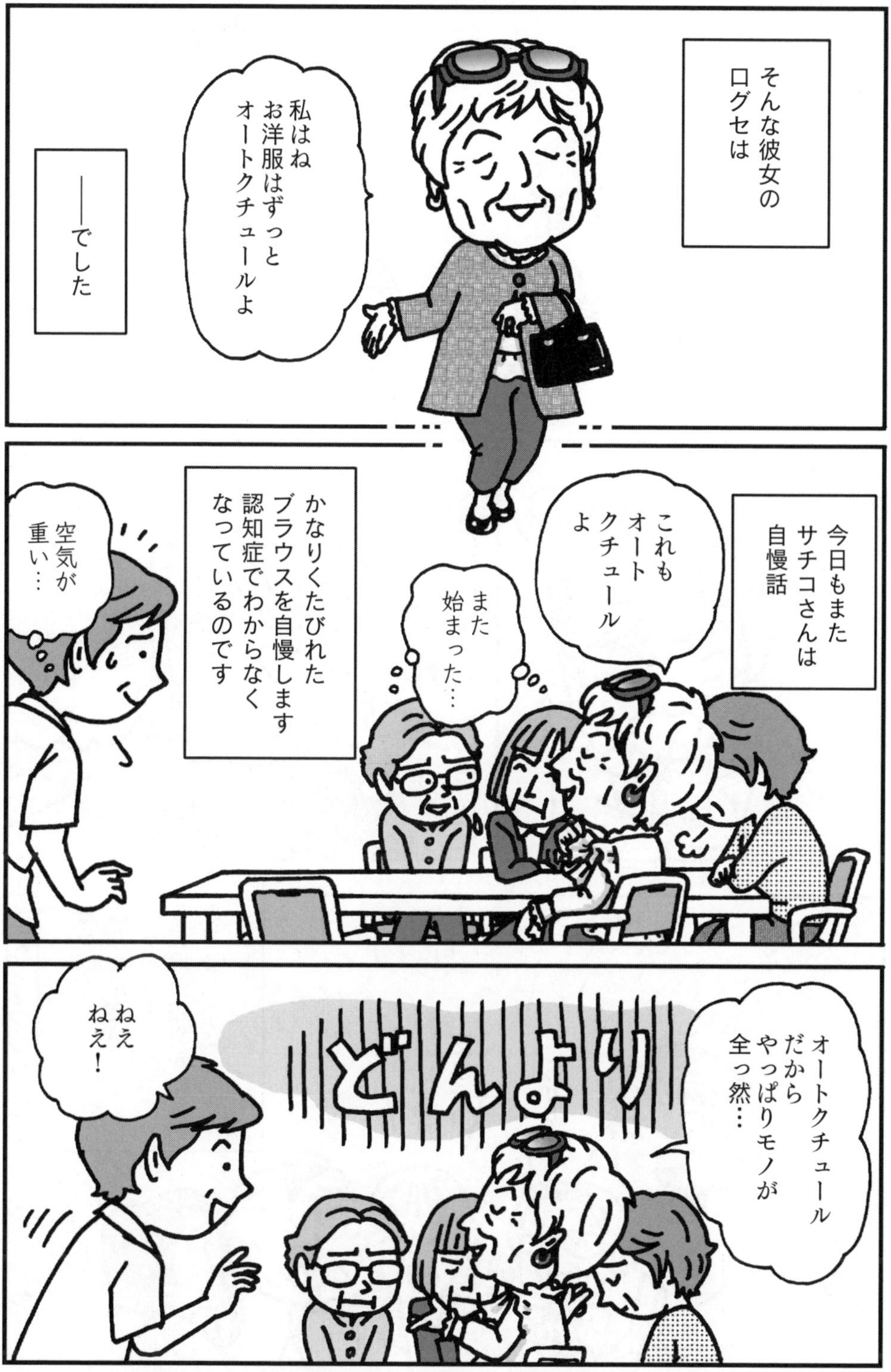
そんな彼女のログセは
私はね
お洋服はずっと
オートクチュールよ
——でした
今日もまたサチコさんは自慢話
これもオートクチュールよ
また始まった…
かなりくたびれたブラウスを自慢します
認知症でわからなくなっているのです
空気が重い…
オートクチュールだからやっぱりモノが全っ然…
どんより
ねえ
ねえ!

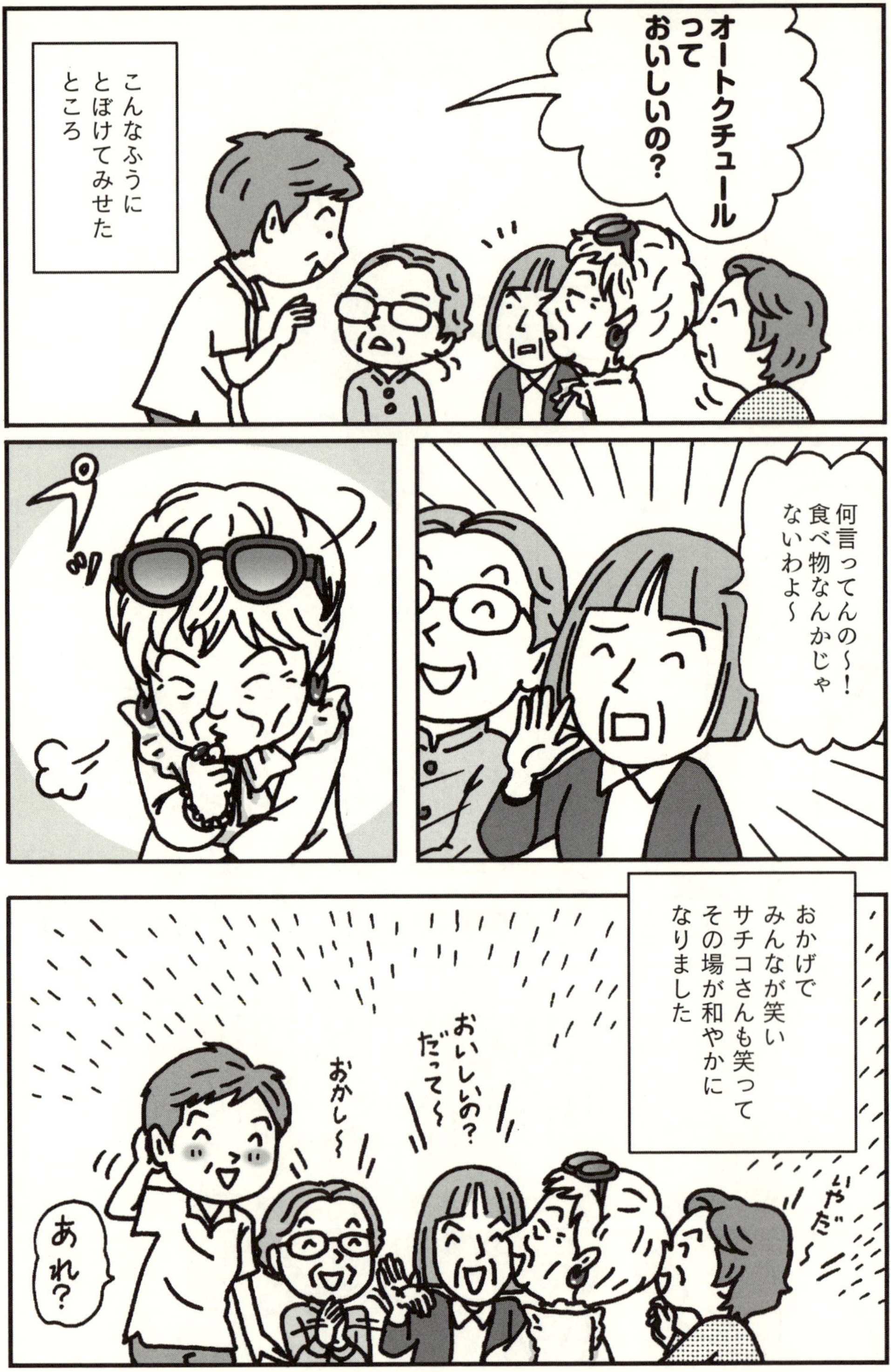
オートクチュールって おいしいの?
こんなふうに とぼけてみせた ところ
何言ってんの～! 食べ物なんかじゃ ないわよ～
おかげで みんなが笑い サチコさんも笑って その場が和やかに なりました
いやだ～
おいしいの? だって～
おかし～
あれ?

お年寄りを笑わせるといっても、何か目新しいことを考えなければならない、というわけではありません。ネタは意外と、日常のなかに転がっているものです。たとえばこんなことがありました。

肩に激痛が走ったので医者にかかったところ、「肩に石灰がたまってます」と言われたことがありました。細かい病名は省きますが、「石灰って……石⁉」と仰天したのをよく覚えています。それが、ある日のデイで役に立ちました。

デイでは「朝礼」と称して毎朝、利用者・職員で挨拶をしますが、全員が揃うまではお茶を飲んだり雑談したり、あるいは塗り絵をしてみたりと、各自好きなことをしています。

そんなときノブオさん（80歳）の隣に座って、この〝石灰話〟をネタにしてみたのです。

私 **「肩が痛いので医者に行ったら石がたまってたの。金はたまらないのにねえ」**

ノブオ **「石？　俺も腎臓にためてるよ」**

すると、それを聞いていたマサコさん（79歳）が、「それ、面白～い！　今度使おう！」と思わずツッコミ。こうしてみんなで大笑いしました。

とくに笑える話がないときには、引き算の発想で面白話をこしらえるのもいいと思います。たとえば私はよく講演で、

「大食い競争でうどん30杯食べて優勝したけど、もらった賞品が『うどんの夕

ダ券1年分』だった」

という冗談を紹介します。とにかく、誰でもウソだとわかるくらい大げさな話にするのがポイント。他にも、

「私、昔はミス東京だったの。今はミスばかりする人」

とおどけてみる、といった具合に使うと、雰囲気が緩みます。

ちょっとした〝返し〟がお年寄りの反応を引きだし、場が明るくなることもあります。

たとえば、利用者から「結婚したい」などと言われたときに、「デパートへ探しに行こう」と返す方法はもう紹介しましたが、

「銀座のデパートへ行こう！」

と言ったところ、

「銀座じゃ、高いよ」

と、利用者がツッコミを入れてくれて、思いがけず大笑いになったことがありました。

こんなこともありました。

「オレは病気知らずなんだ」

と吹聴するゴロウさん。年齢を聞いてもいないのに、「今年で87歳」と自慢します。しかし10分後には、「オレは85歳」と言ったりします。2～3歳違っていることが多いので

すが、他の利用者や職員はみんな、

「ゴロウさんは若返る薬持ってるね」

「明日が誕生日だったかな」

と大笑い。

みなさんはこんな様子を、〝病気の人をあざ笑っている〟ととらえるでしょうか？　そうではないと思います。

ちょっとしたトラブル

少しうまくいかないこと

ギクシャクしていること

笑顔には、そんな細かな日常の凸凹を一気に地ならししてくれる、独特のパワーがあります。自分が病気であることさえ、一瞬忘れさせてくれるのです。私が笑いにこだわるのは、そんな理由からです。

些細な失敗にとらわれず、当事者も家族も、そしてご近所さんや介護職員も、みんなが笑って暮らせる——私の提案する言葉かけの技術が、そんな関係づくりに少しでも役に立てばいいなと、そう願ってやみません。

そこでもう一言！

「昔話」の意外な効果

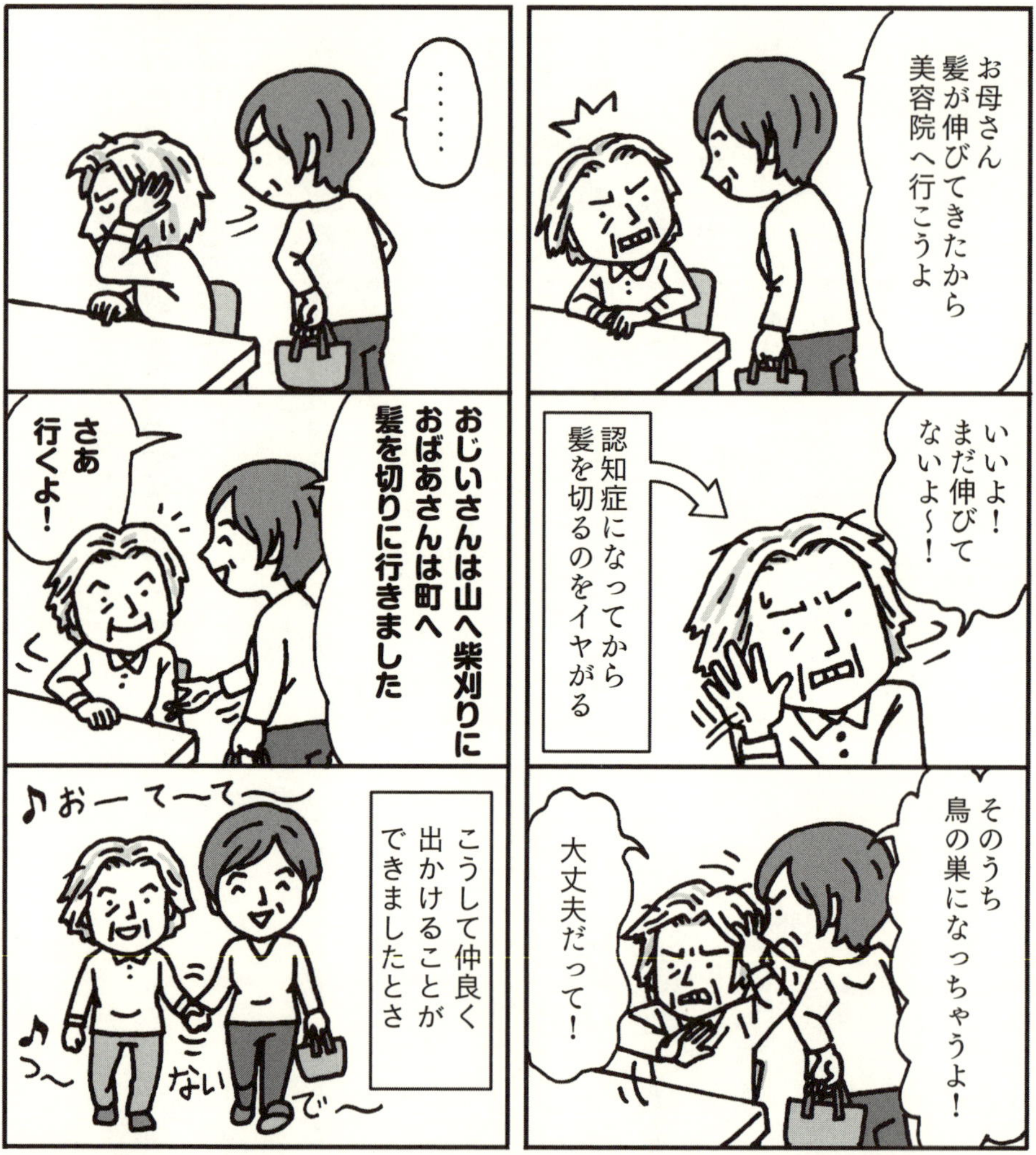
お母さん髪が伸びてきたから美容院へ行こうよ
いいよ！まだ伸びてないよ〜！
認知症になってから髪を切るのをイヤがる
そのうち鳥の巣になっちゃうよ！
大丈夫だって！
……
おじいさんは山へ柴刈りにおばあさんは町へ髪を切りに行きました
さあ行くよ！
こうして仲良く出かけることができましたとさ
♪おー てーて〜
♪つ〜 ない で〜

解説 こうして手をつないだまま、2人は近くの美容院へ。母親は普段から鼻歌を口ずさんでいたと聞きましたが、このように本人の生活に根付いた昔話や習慣、クセなどをうまく利用して介護につなげる方法もあります。

あとがき

みなさんは、「介護に無理はつきもの」と諦めてないでしょうか？　私はその逆で、「無理は禁物」だと考えています。家族は、無理のない「身の丈介護」ができれば十分。そうでなければすぐに潰れてしまいます。家族が潰れてしまえば、お年寄りも生きていけなくなるかもしれません。せめて「共倒れ」は防ぎたいものです。

家で・施設で・病院でと、介護には選択肢があり、いろいろな形があります。でも、どれを選んだとしても、それは、各々の事情に合った介護でしょう。もちろん、そう簡単にいかないことは承知しているつもりですが、どれに決めたとしても、それは悩みながら選択した結果。家族は自分を責めたり、後悔しすぎたりしないようにしていただきたいと思います。

とくに認知症介護では、世間の目を気にしてお年寄りを閉じ込め、自らも孤立し、「どうすればいいかわからない」という状態に追い込まれる家族は少なくありません。どうか〝ひとりぼっち〟にならないでください。専門家の手や知恵を借りてください。

そして、そんな困っている家族から〝手や知恵〟を求められた介護職は、「身の丈」でおさまらないようにしてください。介護を職とする人を、私は「介護職人」と呼ぶことがあります。介護のプロであってほしいという願いを込めて、そんな言葉を使っています。困っている人がいたら、多少背伸びをしてでも支えてあげてほしいのです。

介護現場は慢性的な人手不足で、「抱えきれない」という管理者・職員もいることでしょう。でも介護は、慣れることが肝心。とくに認知症介護ではいろいろな人に出会い、ひとりでも多くの介助を経験していくにこしたことはありません。経験が自信につながり、その自信が自身を支え、お年寄りを支え、やがてともにラクになっていく道筋が開ける——そう信じています。

日本は世界でも有数の長寿国ですが、それでも70歳、80歳をむかえた高齢者に、多くの時間が残されているとは限りません。そんなお年寄りの貴重な日々を、せめて「ニコニコとした毎日」に——そんな思いを込めて本書を執筆しました。

私は介護保険制度の導入以前から、認知症の専門相談員として働いてきました。デイサービスでの経験がいちばん長いため、いきおい通所サービスに関わる事例が多くなってしまいましたが、言い方や言う内容を変えれば、在宅介護・施設介護を問わず、どのケースも応用は利くと思います。それぞれの現場に合わせて試したり、工夫していただけると幸いです。

最後になりましたが、執筆にあたっては、前著に続き「あしかりクリニック」院長の芦刈伊世子先生、そして七七舎の北川郁子さんと講談社の中満和大さんにお世話になりました。また、デイサービス在籍中は、執筆・講演・研修などの調整で「デイホームゆりの木中野」の管理者・岡﨑ひとみさんと蟹江絵里子さん、真木佳子さんに支えていただきました。

さらに、株式会社日本エルダリーケアサービスの野口幸一・代表取締役社長、および日本シニアライフ株式会社の森薫・代表取締役社長と、関俊和・取締役には、長年にわたり見守っていただきました。ご支援くださったみなさんに感謝いたします。ありがとうございました。

2019年2月

右馬埜節子

補遺1 認知症の人のいろいろな言動に効く「引き算」

本文で触れたこと以外にも、介護者は認知症の人の言動で困ってしまう場面がいろいろあると思います。そういうときにもぜひ、「引き算」を使ってみてください。このコラムでは、各シーンでどんな対応が可能か、考え方の一例をかいつまんで解説します。

●「盗まれた！」への引き算

認知症の人は、「ヘルパーがお金を盗った」（実際には誰も盗んでないのに）とか、「上着がなくなった」（実際には着てこなかったのに）と言いだすことがあります。もし本当に盗まれたり、なくなったりしているのでなければ、それは「物盗られ妄想」かもしれません。そういうときは、本人の言い分に合わせて、いったん物が〝あった〟ことにするのがポイントです。そのうえで〝なくて当然〟と納得できる理由を伝えましょう。

【例】 認知症の人「私のコートがない！」（実際には最初から着ていなかった）
介護する人「ごめんなさい。クリーニングに出しちゃったの」

●家にいるのに「帰りたい！」への引き算

自宅にいるのに、「帰らなきゃ！」とか「お世話になりました」と言い、出ていこうとする人がいます。いわゆる「帰宅願望」ですが、この〝帰るコール〟は家庭だけでなく、デイサービスや介護施設の職員をも困らせています。そんなときは「ここはあなたの家よ」と説得したり力ずくで止めたりせず、〝ここにいよう〟と思えるもっともらしい理由を作ります。ホッとできる時間（空間）の中で、ひと息でもくつろげれば、やがて「帰る」と言ったこと自体を忘れてしまうでしょう。

【例】認知症の人「もう家に帰ります」

介護する人「あ、お帰りですか？ いま送ります。車を回す間ここでお茶でも飲んで待っていてください」

●「お風呂に入らない」への引き算

放っておくと2ヵ月、3ヵ月と入浴しないお年寄りもいます。認知症のため、「入ったつもり」になっているのかもしれません。理由はともかく、あまりに不潔では周囲が困ってしまいますし、介護者も関わりにくいもの。何とかしたいときは、〝お風呂に入りたくなる理由〟を引き算で作ってみましょう。「それなら入浴しなきゃ」と思わせるのがコツです。

【例】介護する人「明日、銀座にお出かけする約束だったでしょ！ せっかくオシャレするんだから、まずお風呂に入ってキレイに磨きましょうよ」

介護する人「明日のお祭りよろしくね。接待係はオシャレ、オシャレ。まずはお風呂ね」（テンポよく畳み掛ける）

●「車の運転をやめない」への引き算

高齢ドライバーの事故が社会問題になっています。判断力の衰えが目立ったり、小さな事故をくり返すようになったら、できればお年寄りには運転を控えてもらいたいものです。しかし認知症の人は、「自分だけは、まだ大丈夫な〝つもり〟」でいたりします。家族が説得しても聞き入れてくれないときは、第三者の〝権威〟を利用するといいでしょう。

【例】

> **通達**
> **80歳以上の運転を禁ずる**
> **警察庁交通安全課**

このような貼り紙を玄関に貼ったところ、本人が運転をやめたケースがありました。もちろん警察庁はこんな「通達」は出していません。いかにも本物っぽく作った「引き算」。パソコンが一役買ってくれました。

●「性的な行動」への引き算

たとえば夫が認知症になり、妻がその介護にあたっている場合、「夫に性行為を求められるのが苦痛だ」という相談を受けることがあります。介護現場でも利用者からのセクハラが問題になっています。もちろん不快を感じるなら拒絶すべきですが、毎回「やめて！」「何するの！」と怒るのは疲れますし、本人との関係も悪化するばかり。困っているなら、〝気を逸らす〟という手段があります。本人の意識を、性的な欲求から別のものへと誘導して、欲求を忘れるまでの時間を稼ぐのです。

【例】　たとえば性行為を求められたら、

介護する人「はいはい、じゃあお風呂に入って準備するから、ちょっと待ってね」（と言ってその場を離れる）

介護する人「ごめんね！　今日アレだからだめなの」（アレ＝生理のことですが、認知症の人にも、これで十分通じます）

●「天邪鬼な行為」への引き算

ピック病には、ものごとに反発する〝天邪鬼な〟一面があります。道路の真ん中を歩くので、「真ん中は危ないから右に寄ってください」と言うとその人は左に寄ります。しかしこれは自分の意志とは関係なく出る行動で、病気の症状として出るものです。ならばこちらも、出したい指示の逆を言ってみましょう。

・道の右端に寄ってほしいとき

介護する人「●●さん、左に寄ってください」（こう言うと右に寄ってくれます）

・ごはんを「いらない」と言い張るとき

介護する人「今日はもう食べないわよね」（こう言うと慌てて食べ始めます）

このほかにもさまざまな考え方・言葉かけがありますが、２０１６年に出版した『認知症の人がスッと落ち着く言葉かけ』と重複するので手短にまとめました。関心のある方は前著を参照してください。

補遺2　認知症の基本的な知識

本書では、わかりやすさを優先して認知症の医学的な説明は避けましたが、ここで認知症の基本的な情報のみを簡単にまとめておきたいと思います。

認知症は脳の神経細胞の脱落（死）や、脳内の伝達物質に混乱や断絶が生じることによって起こります。そのため、脳がうまく働かなくなり、本書冒頭で説明したような記憶障害が起こります。同時に「見る・聞く・触れる・嗅ぐ」などの活動で得られる外界の情報が体に正しく伝わらなくなるため、思考や行動が混乱します。その結果、日常生活に支障が出てきます。

認知症は徐々に進行し、やがて何らかの支援が必要になりますが、そのスピードは原因疾患の種類や体質、そして周囲の環境によって異なります。

おもな症状は、【表】のような2つのカテゴリーに分けられます。

認知症のもととなる脳内のトラブルを引き起こすのが「原因疾患」です。認知症を原因疾患によって分類すると、一説には100種ほどにもなると言われていますが、おもな認知症は、「アルツハイマー型認知症」（約6割）、「脳血管性認知症」（約2割）、「レビー小体型認知症」（1割以下）、「前頭側頭型認知症」（1割以下）です（括弧内は全体の中で占める割合）。これらと「若年性認知症」の5つについて以下、個別に解説します。

●アルツハイマー型認知症

アミロイドβ《ベータ》という異常なたんぱく質が脳内にたまり、その毒性によって脳細胞が脱落して起こります。進行するにつれ脳全体が縮んでいき（脳の萎縮）、結果として本人はさまざまな症状（下表の中核症状、行動・心理症状）を呈するようになります。最近の出来事（食事をしたこと、物をしまったこと）についての記憶障害から始まり、進行とともに気力が低下。さらに理解力・判断力も低下し、最後は寝たきりになるケースが目立ちます。

●脳血管性認知症

脳卒中が原因で起こります。脳卒中には脳の血管が詰まる「脳梗塞」と、血管が破れて出血する「脳出血」とがありますが、どちらも脳の一部に血流が行き届かなくなります。結果、脳細胞がダメージを受け認知症が起こります。脳卒中は再発のたびに機能がガクン

【表】認知症のおもな症状

中核症状 （脳の機能障害によって起こる症状）	行動・心理症状（BPSD） （取り巻く環境に左右される症状）
記憶障害：物事を覚えられない、忘れてしまう 実行機能障害：計画や段取りを立てて行動できない 見当識障害：時間・場所・人との関係などが混乱する	徘徊：外に出て行き戻れなくなる 妄想：事実でないことを事実と思い込む 抑うつ：気分が落ち込み、無気力になる 幻覚：ないものが見えたり聞こえたりする 暴力行為：感情を制御できず手をあげる 不潔行為：排泄物をもてあそぶ など

と低下し、階段状に進行します。脳卒中の発症部位やその大きさによって症状の出方は異なりますが、たとえば脳の言語分野に障害が起こると、失語が強く出ます。

●レビー小体型認知症（DLB）

脳の中に「レビー小体」と呼ばれる異常なたんぱく質が蓄積されて起こる病気です。DLBは、初期の記憶障害は比較的軽度ですが、症状に2つの特徴があります。①現実にはないものが見える（「幻視」）、②理解力・判断力が比較的しっかりしているときと、そうでないときがあり（「意識の変動」）、両者をくり返しながら進行していく、という点です。また「パーキンソニズム」という運動障害が見られますが、これは手足が震えたり、筋肉がこわばって動きにくくなったりする障害で、同じくレビー小体を原因とするパーキンソン病に共通する症状です。

●前頭側頭型認知症

萎縮が脳全体に広がるアルツハイマー病に対して、萎縮が前頭葉と側頭葉に強く出る病気です。ピック病はここに分類されます。前頭葉が萎縮すると無気力状態が続いた後、記憶や見当識が低下し、側頭葉が萎縮すると会話がかみ合わなくなります。ピック病は、軽率になったり、派手になったり、非常識になったりと、人格や性格が変化し、自己中心的な言動や非社会的な言動が顕著になります（だから指示の逆行動をとったりするのでしょう）。この病気は40～60代の発症が多く、80代の発症はまれです。

●若年性認知症

原因疾患の種類にかかわらず、65歳以前に発症する認知症を総称して「若年性認知症」といいます。ここまでに挙げた各タイプに加え、事故の後遺症として発症するケースもあり多種多様です。若くして発症するだけに、家族の精神的・経済的な負担は大きく、初期は本人も深く苦悩します。また2〜3年で急速に衰える脳機能に対して、体力は保たれることが多く、行動・心理症状も顕著になりがちです。結果としてここでも家族が苦しむことが多くなります。

なお、近年では予防の観点から、「軽度認知障害（MCI）」についての啓発が進んでいます。MCIは、まだ「認知症」とは言えない状態ですが、「健康脳」とも言えず、今後の過ごし方によってどちらにでも転ぶ状態にあります。そうした前段階の状態にある人も含めると、2025年には65歳以上の4人に1人が認知症になると推計されています。

また、くも膜下出血や硬膜下血腫、あるいは正常圧水頭症などによって認知症と同じ症状が出ることがありますが、これらは外科的な治療による改善が見込めます。この点で、本書で対象としている認知症とは異なるものです。

装幀　山原望
漫画・イラスト　秋田綾子
編集・本文ＤＴＰ　七七舍／石原雅彦

日本音楽著作権協会（出）許諾第１８１４７９４‐４０４

※「徘徊」などの症状名は、「差別的」との理由から一部メディアでは使われなくなりつつありますが、一般にはまだよく用いられるため、わかりやすさを考慮して本書では使用しています。

著者　右馬埜節子（うまの・せつこ）
認知症専門相談員。1993年、中野区役所（東京都）で非常勤の認知症専門相談員として働いたのを機に介護の仕事に就く。認知症専門のデイサービス「デイホームゆりの木中野」を立ち上げ、のちに介護者を支援する「認知症相談センター」を併設。担当したケース数は2000を超える。介護支援専門員や認知症ケア専門士の職務を経て、現在は「中野区地域連携型認知症疾患医療センター」で専門相談員として勤務。現場の職員や介護家族向けの研修・指導・講演にも携わる。著書に『認知症の人がスッと落ち着く言葉かけ』（講談社）がある。

認知症《にんちしょう》の人《ひと》がパッと笑顔《えがお》になる言葉《ことば》かけ　　介護ライブラリー

2019年3月19日　第1刷発行
2025年1月17日　第4刷発行

著　者　右馬埜節子《うまのせつこ》
発行者　篠木和久
発行所　株式会社講談社
　　　　郵便番号 112-8001
　　　　東京都文京区音羽2-12-21
　　　　電話　編集　03-5395-3560
　　　　　　　販売　03-5395-5817
　　　　　　　業務　03-5395-3615
印刷所　株式会社新藤慶昌堂
製本所　株式会社若林製本工場

KODANSHA

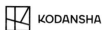

N.D.C.493.7　182p　21cm
定価はカバーに表示してあります。
落丁本・乱丁本は購入書店名を明記のうえ、小社業務あてにお送りください。送料小社負担にてお取り替えいたします。なお、この本についてのお問い合わせは第一事業本部企画部からだとこころ編集あてにお願いいたします。

ISBN978-4-06-515031-3

介護ライブラリー

好評既刊

完全図解
世界一役に立つ　介護保険の本

東田 勉

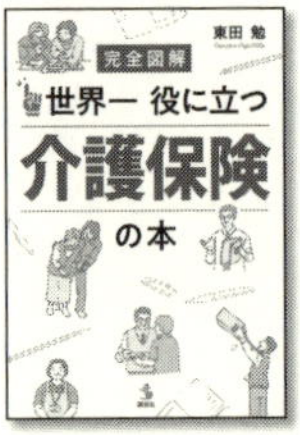

2018年度改正に完全対応

わかりにくい介護保険制度を徹底図解。
近年の動向、介護保険サービスの種類から
支援団体の情報まで、一冊で全部わかる！

ISBN978-4-06-282478-1
定価：本体1400円（税別）

あなたが介護で後悔する35のこと

そして、後悔しないための8つの心得

上村悦子

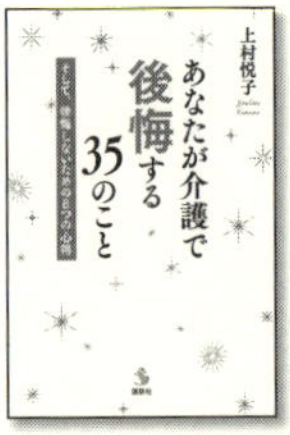

長尾和宏氏（長尾クリニック院長）**推薦！**

介護者はどこで失敗するのか？
「後悔」を切り口に、介護の落とし穴を取材。
悔やまずにすむコツまで掲載した決定版。

ISBN978-4-06-511844-3
定価：本体1300円（税別）